Bernadett Gera

Qigong für Frauen

Sanfte Übungen für das hormonelle Gleichgewicht

IRISIANA

Einleitung

Während Frauen sich vor einigen Hundert Jahren in erster Linie um Familie, Haus und Hof gekümmert haben, sind zu diesen Bereichen heutzutage auch das Arbeitsleben und die Politik hinzugekommen. Dies führt dazu, dass Frauen heute noch viel mehr leisten müssen als früher: Viele wollen gern – oder haben gar das Gefühl, sie müssten – perfekte Partnerin und Mutter sein und zugleich Bestleistungen am Arbeitsplatz zeigen. Das betrifft insbesondere diejenigen unter uns, die Wert auf Selbstständigkeit legen und eventuell auch Karriere machen möchten. Oft verlieren wir uns dabei in den vermeintlich oder tatsächlich von anderen an uns gestellten Erwartungen und eigenen Ansprüchen und kommen dabei aus dem Gleichgewicht und aus unserer Mitte.

Auch versuchen viele Frauen in der heutigen Zeit, es den Männern in möglichst vieler Hinsicht gleichzutun. Wenn man sich die Vergangenheit vor Augen führt, in der Frauen lange Zeit unterdrückt und als minderwertig betrachtet wurden – beziehungsweise in einigen Ländern selbst in unserem Jahrhundert noch immer werden –, ist dies auch verständlich und grundsätzlich richtig, zum Beispiel was den Anspruch auf Freiheit und Gleichberechtigung angeht. Wir sollten dennoch nicht außer Acht lassen, dass wir Frauen uns nicht nur anatomisch, sondern auch aus energetischer Sicht von Männern unterscheiden. In östlichen Konzepten lässt sich alles, was wir in der Welt vorfinden können, in die passive, ruhige, zusammenziehende, aufnehmende und empfangende Yin-Kraft sowie die aktive, nach vorne strebende, abgebende, heiße Yang-Kraft unterteilen. So auch Männer und Frauen. Auf ein Klischeebild übertragen, wäre die Frau das bewahrende, die Familie zusammenhaltende Element, der Mann kümmert sich eher um das Äußere.

Selbstverständlich gibt es individuelle Unterschiede und nicht alle Frauen sind gleich. Dennoch verfügen Frauen dem chinesischen Konzept folgend über mehr Yin und Männer über mehr Yang. Viele Kulturen und alte Traditionen besagen, dass es Frauen durch ihre energetische Beschaffenheit leichter fällt, an ihre Emotionen heranzukommen und diese auszudrücken – oder auch von ihnen beherrscht zu werden. Dieser leichtere Zugang ist ein besonderes Potenzial von uns Frauen. (Bitte nicht falsch verstehen, ich meine nicht, dass Männer nicht emotional wären oder ihre Gefühle nicht leben oder ausdrücken könnten.) Jeder Mensch, der schon einmal von Emotionen überwältigt wurde, weiß, welche Kraft in ihnen verborgen liegt. Diese Kraft können wir anzapfen und positiv nutzen, um uns mit der inneren Stärke, die durch die Weichheit entsteht, zu verbinden. In dieser Verbindung wird es möglich, die emotionale Kraft bewusst zu nutzen, anstatt von Emotionen überwältigt zu werden.

Ich hoffe, dass dieses Buch Sie dabei unterstützt, sich mit diesen Ihnen innewohnenden Energien zu verbinden, sie zu stärken und dadurch Ihre Weiblichkeit intensiver zu leben – sodass Sie sowohl die Sanftheit und Weichheit als auch die Stärke und die Kraft, über die Sie verfügen, ausdrücken können. Lassen Sie Ihr inneres Licht scheinen!

氣

QIGONG
FÜR FRAUEN

Was ist Qigong?

Das Werk *Huangdi Neijing Suwen* (dt. Titel: *Der innere Klassiker des gelben Kaisers*) aus dem 2./3. Jahrhundert v. Chr. gilt als die älteste schriftliche Aufzeichnung, in der Qigong nach heutigem Verständnis erstmals erwähnt wird. Es weist an mehreren Stellen auf die Physiologie der Frau sowie auf verbreitete Frauenbeschwerden und deren Behandlung hin. Neben Akupunktur, Arzneimitteltherapie (darunter auch Pflanzenheilkunde), Diätetik und Massagetherapie zählt die Bewegungstherapie – zu der auch Qigong gehört – zu den fünf Säulen einer gesunden Lebensführung.
Bei Qigong handelt es sich um eine Energiearbeit, die Zugang zu feinstofflichen Energien bietet und bei regelmäßiger Übung ein physisches, emotionales und mentales Wohlergehen herzustellen vermag. Es offenbart ein umfangreiches und detailliertes Wissen über die zentrale Kraft allen Lebens, seine Aktivierung, Stärkung und ausgeglichene Verteilung im physischen Körper. Die Fähigkeit zur Selbstheilung wird dadurch unerschöpflich. Der freie Energiefluss im Körper wird gefördert und gestärkt und Yin- und Yang-Kräfte des Körpers werden in ein dynamisches Gleichgewicht gebracht. Hierauf weisen auch die Schriftzeichen hin, aus denen der Begriff Qigong besteht: *Qi* bedeutet Lebenskraft, *Gong* weist auf Erfolg, Arbeit und regelmäßiges Üben hin. Qigong bedeutet somit frei übersetzt die Fähigkeit, mit der Lebensenergie zu arbeiten.
Beginnt man, ein sensibles Empfinden für feine Energien zu entwickeln, ist es möglich, Krankheiten und Beschwerden bereits im subklinischen Stadium, wenn noch keine messbaren Symptome festgestellt werden können, entgegenzuwirken. Einen Zusammenhang zwischen erkrankten Organen und den jeweiligen Leitbahnen (siehe Seite 21–41) wies unter anderem der Arzt Dr. Ioan Dumitrescu anhand seiner interessanten Forschungen nach.
Seit den 1970er- und 1980er-Jahren nahm die Verbreitung von Qigong-Stilen, von denen heutzutage mehrere Hundert existieren, immer mehr zu. Begünstigt wurde dies unter anderem dadurch, dass sich China dem Wes-

ten gegenüber immer mehr öffnete. Heutzutage erfreut sich Qigong einer immer größer werdenden Beliebtheit und wird sowohl prophylaktisch als auch bei bestehenden Beschwerden für die körperliche Gesundheit sowie zur Harmonisierung von Geist und Körper unterstützend eingesetzt.

Qigong für Frauen und seine Wirkung

Unterschiede zwischen Mann und Frau sind unbestreitbar, ob in Bezug auf ihre Physiologie oder auf ihre energetische Beschaffenheit. Auch wenn Letzteres unter Umständen weniger greifbar erscheint, tragen diese Unterschiede dazu bei, dass es Divergenzen in der Art und Weise gibt, wie Frauen und Männer ihre Gesundheit erhalten oder wiederherstellen können. Der weibliche Körper unterscheidet sich grundlegend vom männlichen. Er erfordert dadurch auch ein eigenes Verständnis. Der weibliche Geschlechtsapparat ist im Vergleich zum männlichen komplexer und das Hormonsystem hat besonders breite Auswirkungen auf den gesamten Körper – was sich unter anderem am prämenstruellen Syndrom deutlich zeigt. Leider wird dies in der Übungspraxis oft nicht berücksichtigt, sodass unter Umständen Beschwerden verstärkt werden können, wenn Frauen Gesundheits- oder Trainingsprogramme ausführen, die für Männer konzipiert wurden. Viele Arten heilender Bewegungs- und Kampfkünste waren früher im Osten wie im Westen vor allem Männern vorbehalten, sodass einige Aspekte, die für die Frauengesundheit wichtig sind, darin wenig berücksichtigt wurden. So sind beispielsweise Selbstmassagen sowie weiche und sanfte Übungen, die den Yin-Aspekt der Frau betonen und sich an ihrer besonderen Physiologie orientieren, wichtig, um die Gesundheit und die innere Kraft der Frauen zu stärken.

ERSTE QUELLEN ZUR FRAUENHEILKUNDE

Als das erste Werk, das sich intensiv mit Frauenheilkunde beschäftigt, wird oft das 652 n. Chr. publizierte 30-bändige Werk *Beiji Qianjin Yaofang* genannt, auch wenn sich davor schon berühmte Ärzte wie Bian Que ca. 500 v. Chr. mit Frauenheilkunde beschäftigten oder sich Inschriften auf Knochen und Schildkrötenpanzern, die aus der Shang-Dynastie (1500–1000 v. Chr.) stammen, mit Geburtsproblemen auseinandersetzen.

Das Werk stammt von Sun Simiao, einem der berühmtesten Ärzte Chinas. Er fasste darin 4500 Rezepturen und Abhandlungen über Akupunktur, Ernährung, Massagetechniken und körperliche Übungen zusammen und behandelte innerhalb der Frauenheilkunde Themen wie Fruchtbarkeit und Empfängnis. Er war der Erste, der Frauenkrankheiten eine sehr wichtige Stellung einräumte. Ja, er betonte die Wichtigkeit der Behandlung von Frauen derart, dass er diesem Thema in seinem Erstlingswerk nicht nur mehrere Bände widmete, sondern diese auch direkt an den Anfang stellte. Seine Schriften dienten späteren Spezialisten als Grundlage der Gynäkologie und Geburtshilfe. Sun Simiao betonte, dass Frauen bei Beschwerden aufgrund ihrer Physiologie und energetischen Beschaffenheit anders behandelt werden müssten als Männer. Frauenkrankheiten seien zehnmal schwieriger zu heilen wie die von Männern. So stellte er separate Rezepturen für Frauen zusammen.

Als besonderen Risikofaktor betonte er die psychische Mehrbelastung. Frauen seien durch ihre Yin-Betonung mehr im Gefühlsbereich beheimatet. Dies – ebenso wie die Gedanken, die Frauen vermehrt und intensiver durch den Kopf gingen – könne Körper und Organsysteme schwächen. Sun Simiao betont, dass es auch Krankheitsursachen wie beispielsweise klimatische Einflüsse gebe, die bei Männern und Frauen identisch seien. Doch die durch Emotionen hervorgerufene besondere Sensibilität und Verletzlichkeit sei charakteristisch für Frauen.

Interessanterweise findet man diesen Aspekt auch in anderen traditionellen Kulturen. Die Fähigkeit, aufzunehmen oder zu speichern, sei demnach bei

Frauen ebenfalls stärker als bei Männern. Auf körperlicher Ebene wird dies in vielen Aspekten deutlich, allein schon im Sexualakt, bei dem der Mann Sperma abgibt und die Frau dieses empfängt und aufnimmt.

Dass der weibliche Körper auch physisch »offen« ist, kann laut Sun Simiao dazu führen, dass beispielsweise beim Wasserlassen »Wind« von unten in den Körper eindringe, was wiederum zu unterschiedlichen chronischen Erkrankungen führen könne. Auch die Menstruation könne unterschiedliche Beschwerden hervorrufen. Nicht nur führe der monatliche Blutverlust zu einem Verlust der Lebenskraft Qi. Zudem könne sich das Blut im Inneren stauen oder die Menstruation zu früh, zu spät, zu kurz oder zu lang verlaufen oder stagnieren. All dies könne zu einer Unterbrechung der Funktion der zentralen Pfade im Körperinneren führen.

Solche Aspekte müssen bedacht werden, wenn Übungen für Frauen zusammengestellt und angewendet werden.

BLUT ALS WICHTIGE GRUNDLAGE

Frauen sind, wie bereits erwähnt, in der chinesischen Medizin und Philosophie von ihrer Konstitution her mehr Yin (haben jedoch auch einige Aspekte des Yang). Männer sind im Vergleich mehr Yang (und weisen Aspekte des Yin auf).

Die Physiologie des Mannes wurzelt nach chinesischem Verständnis im Qi, die der Frau im Blut. Vor allem durch die monatliche Menstruation spielt das Blut eine große Rolle im Leben der Frau. Es wird von der Milz und den Nieren produziert, vom Herz bewegt und von der Leber gespeichert. Man sagt, dass das Wohlbefinden stark von Qualität und Quantität des Blutes abhängt. Es gilt als eine dichte Form von Qi und nährt den ganzen Körper. Qi bewegt das Blut und wird zeitgleich von ihm genährt. Das Menstruationsblut wird im Chinesischen als himmlisches Wasser oder auch roter Drache bezeichnet.

Der Menstruationszyklus der Frau leitet Hitze und Feuchtigkeit aus dem Uterus. Durchschnittlich beträgt er zwischen 28 und 32 Tagen und dauert etwa fünf Tage. In der ersten Zyklushälfte steigt das Yang an, was Hitze begünstigt, die wichtig für eine Befruchtung ist. Ist die Körpertemperatur während des Eisprungs zu niedrig, kann dies somit zu einem unerfüllten Kinderwunsch führen. In der zweiten Zyklushälfte nimmt das Yin zu, was als Unterstützung für den Fetus wichtig ist. Während einer Schwangerschaft verstärkt sich das Yin besonders und erhöht die Wahrscheinlichkeit für Symptome, die einen Yin-Charakter aufweisen – so beispielsweise Müdigkeit oder Wasseransammlungen. Falls keine Befruchtung stattfindet, lassen Hitze und Feuchtigkeit nach und sowohl Blut (Hitze) als auch Flüssigkeit (Feuchtigkeit) werden ausgeleitet.

Jedoch ist Menstruation nicht gleich Menstruation, denn jede Frau hat ihren eigenen Rhythmus und eine individuelle, »eigene« Blutung. Anhand der Beschaffenheit, der Farbe und des Flusses des Bluts sowie der Zyklusdauer kann man Rückschlüsse auf den allgemeinen Zustand der Frau ziehen. Beobachten Sie daher Ihren Körper und eventuelle Veränderungen. Eine zu starke Menstruation, Blutungen, schlechte Ernährung, Traumata, Schock und Stress, zu viel Rohkost oder zu langes Fasten können zu einer sogenannten Blutschwäche und Blutmangel führen, die sich in Ruhelosigkeit, Müdigkeit, Schreckhaftigkeit, Schlafproblemen oder schließlich in einer zu schwachen oder ausbleibenden Menstruation ausdrücken können.

In einigen Traditionen gibt es gezielte Übungen für das Unterbinden der Menstruation – das Köpfen des roten Drachens, wie der Vorgang manchmal bildlich beschrieben wird. Grund ist die Tatsache, dass eine Frau durch die Blutung Qi und Blut verliert. Diese Unterbrechungen erschweren Frauen vor den Wechseljahren beispielsweise das intensive Verfolgen einer (spirituellen) Linie.

Weiters sagt man, wenn das Himmelwasser (Menstruationsblut) versiege, werde die Essenz verwandelt und zum Herzen geschickt. Dies geschieht sowohl während der Wechseljahre als auch während der Schwangerschaft auf natürliche Weise. Nach einer Empfängnis hört die Menstruation beispielsweise auf, um die Mutter und den Fetus zu nähren. Das Menstruationsblut fließt nach oben und tritt als weiße Muttermilch aus.

Das Blut als Grundlage ist aber nicht nur für die Menstruation wichtig, sondern ebenso für Fruchtbarkeit, Empfängnis und Schwangerschaft. Während der Fokus der Männergesundheit in einer Regulation des Qi liegt, sollte man sich bei Frauen auf das Blut konzentrieren. Man sagt, Frauen hätten mehr Qi als Blut, da sie Letzteres immer wieder durch die Periode verlieren. Geschehe dies nicht, wie beispielsweise bei hormonellen Störungen wie dem PCO-Syndrom (polyzystische Ovarien), werde über den Chongmai- und den Dumai-Meridian (siehe Seite 32–36) mehr Blut zum Kinn getragen, was beispielsweise Bartwuchs und weitere als unangenehm empfundene Symptome fördere. Diese Symptome können gemindert werden, was ich bei Anwendung der hier vorgestellten Übungen bereits mehrfach beobachten konnte.

Blutungen während einer Schwangerschaft bedeuten immer einen Essenzverlust und damit eine drohende Fehlgeburt. Auch eine stressbedingte Ausschüttung von Adrenalin fordert die Essenz der Mutter und kann Störungen der Blutversorgung des Uterus und der Plazenta mit sich bringen. Ernährt man sich nach einer Geburt nicht gut oder zu wenig, um schnell wieder sein altes Gewicht zu erlangen, kann dies dazu führen, dass man an Kraft verliert, was wiederum den Milchfluss und die Fettspeicher in den Brüsten verringern kann. Ebenso wie vor und während der Schwangerschaft ist eine Qigong-Praxis auch danach empfehlenswert – insbesondere da der Körper in der Regel durchlässiger für Energien und durch die intensive Erfahrung stärker mit dem Kosmos verbunden ist.

SIEBEN-JAHRES-ZYKLUS

Der Klassiker der chinesischen Medizin, der sogenannte *Gelbe Kaiser*, verweist darauf, dass das Leben der Frau von einem Sieben-Jahres-Zyklus bestimmt wird (bei Männern handelt es sich um einen Acht-Jahres-Zyklus). Obwohl im chinesischen Raum das Alter des Kindes nicht erst bei der Geburt, sondern bereits bei der Zeugung beginnt – in dem Moment, in dem die Kräfte Yin (Frau) und Yang (Mann) verschmelzen und eine dritte Kraft (Kind) hervorbringen –, sieht man die Zeit im Mutterleib als ein Zwischenstadium an und beginnt die Rechnung des ersten Sieben-Jahres-Zyklus bei der Geburt. Dies ist auch der Beginn des sogenannten nachgeburtlichen Qi, welches unter anderem durch die richtige Ernährung, Lebensweise, fördernde Emotionen und richtige Atmung gestärkt werden kann.

Es gibt spezielle Übungen für Mütter, die sie mit ihren Kindern in den ersten Lebensjahren machen können und den Kindern Qigong spielerisch nahebringen. Dies ist aus meiner Sicht empfehlenswert, da es unter anderem Sensorik, Motorik, Aufmerksamkeit, Konzentration sowie auch die Gesundheit der Organe und des Gehirns fördert. Ab dem fünften und sechsten Lebensjahr kann man beispielsweise Finger- und Fuß-Qigong-Übungen machen oder auch Bewegungsformen wie das sogenannte Spiel der Fünf Tiere einbauen. Ich habe hiermit sehr gute Erfahrungen gemacht und viele positive Rückmeldungen erhalten.

In der zweiten Hälfte des Siebener-Zyklus (etwa siebtes bis 14. Lebensjahr) reagiert der Hormonhaushalt der jungen Frau auf den Beginn der Pubertät. In dieser Phase können Übungen wie beispielsweise das Meridianklopfen (siehe Seite 70) unterstützend eingesetzt werden. Sie helfen, die Meridiane beziehungsweise Energiekanäle offen und frei zu halten und dadurch mit den emotionalen und physischen Veränderungen leichter umgehen zu können.

Die Übungszeit für Qigong sollte in den ersten beiden Siebener-Zyklen nicht so lange dauern wie die bei jugendlichen und erwachsenen Frauen, jedoch können Sie beispielsweise gerne versuchen, das Meridianklopfen oder eine Massage des Körpers entlang der Meridiane zusammen mit Ihrer Tochter zu machen. Viele meiner Qigong-Schülerinnen, die Mädchen in jungem Alter haben, berichteten mir, dass diese versuchen, sie nachzuahmen, wenn sie sie bei der Qigong-Praxis beobachten. Mit dem Meridianklopfen können Sie die Kleinen direkt mit einbinden und zusammen üben. Diese Übung kann auch in den darauffolgenden Siebener-Zyklen weitergeübt werden.

VIELFÄLTIGE GESUNDHEITLICHE EFFEKTE

Über die Übungen des Qigong für Frauen ist es möglich, den Körper allgemein und prophylaktisch zu stärken sowie gezielt gesundheitlichen Beschwerden und Erkrankungen entgegenzuwirken beziehungsweise sie zu lindern. Frauen-Qigong besteht aus einer Sammlung wichtiger bewegter Übungen. Sie stammen aus verschiedenen traditionellen Quellen und beinhalten zudem einige Massagetechniken, mit denen Sie ebenfalls positiv auf Ihre Gesundheit einwirken können.

Neben den in diesem Buch vorgestellten Übungen gibt es natürlich weitere Übungen, welche die Frauengesundheit unterstützen und die Sie in Ihr Übungsprogramm einbauen können. Leider würde es den Umfang des Buches sprengen, alle Übungen aufzulisten. Daher beschränke ich mich hier auf eine Auswahl der Übungen, die sich bei unterschiedlichen Frauenleiden als sehr wirkungsvoll erwiesen haben. Sie sind auf die Bedürfnisse des weiblichen Körpers zugeschnitten und können Sie bei körperlichen, emotionalen oder psychosomatischen Beschwerden sowie in herausfordernden und stressigen Lebenssituationen unterstützen.

Diese Übungen beleben das gesamte Immun- und Kreislaufsystem, fördern die Durchblutung und wirken unter anderem über die daraus resultierende Wärmeentwicklung entspannend. Zudem stärken sie den Stoffwechsel und die Widerstandsfähigkeit des Körpers, aktivieren den Lymphfluss und harmonisieren den Hormonhaushalt. Massagetechniken können schmerzlindernd wirken, auch wenn die entsprechende Übung selbst anfangs gelegentlich als schmerzhaft empfunden wird. Falls sich während der Massage etwas unangenehm anfühlt, ist dies meist kein Grund zur Besorgnis: Wenn sich eine Qi-Blockade oder Stauung im Körper löst, ist dies leider anfangs häufig mit einem unangenehmen Empfinden verbunden. Genauso schmerzt die Körperstelle besonders, an der die Energieleitbahn (der Meridian) verläuft, in welcher ein Energieungleichgewicht besteht, beziehungsweise die Stelle, die energetisch mit einem sich im Ungleichgewicht befindenden Körperbereich verknüpft ist. Dies gilt natürlich nicht für Schmerzen, die aufgrund einer Verletzung an der entsprechenden Körperstelle auftreten.

Je stärker die Disharmonie, desto schmerzhafter die Körperstelle. Sobald die entsprechende Energiestörung ausgeglichen ist, wird die jeweilige Körperstelle nicht mehr schmerzen oder unangenehm auffallen. Eine schmerzlindernde Wirkung der Übungen kann manchmal sogar unmittelbar festgestellt werden und wird durch die Ausschüttung von Endorphinen, sogenannten Glückshormonen, begünstigt. Weiters kann man gelegentlich beobachten, dass sich die Ausscheidungen über Haut, Niere und Darm bei einer regelmäßigen Qigong-Praxis anfangs erhöhen. Auch dies stellt keinen Grund zur Besorgnis dar. Es ist lediglich ein Ausdruck davon, dass der Körper Giftstoffe entfernen möchte.

Nach einiger Übungspraxis kann sich Ihr Körpergefühl verbessern und verfeinern, sodass Sie besser wahrnehmen und einschätzen können, was Ihnen guttut. Der Körper wird immer mehr von Qi erfüllt. Dies führt dazu, dass die Energieleitbahnen (Meridiane) des Körpers durchlässiger werden, sodass die Lebenskraft Qi ungehindert im Körper fließen und die inneren Organe versorgen kann. Sobald Sie innerlich harmonisierter sind, wird sich dies auch auf Ihre äußeren Umstände auswirken. Sie werden staunen, welche positiven Auswirkungen die Qigong-Praxis auf unterschiedliche Lebensbereiche haben kann, die Sie bisher eventuell gar nicht in direktem Zusammenhang zueinander gesehen haben.

Was bei Qigong für Frauen beachtet werden muss

Qigong für Frauen kann grundsätzlich zu jeder Tages- und Jahreszeit praktiziert werden. Lediglich die Massageübungen sollten bei einer Krebserkrankung oder während der Schwangerschaft nicht fest, sondern nur sehr leicht und sanft und in Rücksprache mit einem Arzt oder Therapeuten durchgeführt werden. Alle anderen Übungen – sofern Sie dabei nicht tief in die Hocke gehen müssen beziehungsweise sofern nicht anders angegeben – sind auch während der Schwangerschaft empfehlenswert. Sie unterstützen das Energiegleichgewicht des Körpers und damit auch die gesunde Entwicklung des Kindes im Mutterbauch. Bei Risikoschwangerschaften lassen Sie die Massagetechniken bitte ganz weg. Liegen schwere Herz-Kreislauf-Erkrankungen vor, sollten Sie die Massagetechniken ebenfalls auslassen und auf die bewegten Übungen ausweichen.

Lassen Sie sich nicht verunsichern, wenn körperliche Reaktionen wie ein Kribbeln, Jucken, Wärme- oder Kälteempfinden oder emotionale Reaktionen wie Tränen und Wut auftauchen. Dies kann darauf hindeuten, dass sich Blockaden lösen. Halten Sie, wenn Sie sich unsicher fühlen, Rücksprache mit Ihrem Arzt, Therapeuten oder Qigong-Lehrer und führen Sie die Übungen sanft und kürzer aus (oder lassen Sie sie einige Tage ganz weg), bis die Reaktionen abgeklungen sind.

Der Umgang mit Emotionen

Symptome, Beschwerden und Krankheiten werden in vielen Kulturen als körpersprachliche Signale gedeutet, bei denen man den Hauptschwerpunkt nicht darauf legt, sie zu vertreiben oder mit ihnen zurechtzukommen. Vielmehr setzt man sich, um die Ursache aufzulösen, mit seinen inneren und äußeren Lebensumständen auseinander. Da viele traditionelle Kulturen den Einfluss der Emotionen insbesondere in Bezug auf die Frauengesundheit betonen (wie auch der zu Anfang des Buches erwähnte »Medizingott« Sun Simiao), möchte ich den Aspekt an dieser Stelle kurz aufgreifen.

Versuchen Sie, Emotionen nicht mit Menschen oder Situationen zu verknüpfen, da Sie sich sonst schnell in einer Opferrolle wiederfinden werden. Schwieriger, jedoch hilfreicher ist es, Emotionen als einen Fingerzeig nach innen zu verstehen. Halten Sie kurz inne und beobachten Sie sich, wenn Gefühle aufkommen. Werten Sie dabei nicht (im Sinne von: »Oje, nicht schon wieder«, »Das ist schlecht/gut« und so weiter) und versuchen Sie, nichts zu beeinflussen. Das ist nicht ganz leicht, aber bemühen Sie sich, wirklich nur zu beobachten – als wären Sie eine neugierige Betrachterin, die erforscht, was vor sich geht, ohne Rückschlüsse und Schlussfolgerungen zu ziehen. Beobachten Sie, ob Sie sich ablenken, in Gedanken verlieren, bei sich bleiben, Emotionen unterdrücken oder Situationen meiden, die Sie in Kontakt mit bestimmten Emotionen bringen könnten. Manche Menschen versuchen (auch unbewusst) über exzessiven Sport, Schuldzuweisungen und Vorwürfe gegenüber anderen, über unterschiedliches Suchtverhalten, ständige Beschäftigung oder das »Helfersyndrom« bestimmte emotionale Zustände gar nicht erst aufkommen zu lassen.

Vielfach verlieren sich gerade Frauen, die Angst vor ihrer eigenen Kraft haben, in diffusen Gefühlszuständen. Das ist eine Art Abwehrmechanismus, der oft unbewusst stattfindet, weil man nicht klar ausdrücken kann, was man fühlt oder denkt. Angst vor Verletzung kann dazu führen, dass man sich nicht auf tiefe Gefühle einlässt. Wenn man in »unverdauten« Gefühlen stecken bleibt, gleicht das Giftstoffen, die man im Körper behält und die sich dann auf den ganzen Organismus auswirken. Doch so wie Abfall in Dünger verwandelt werden kann, kann man auch das Kraftpotenzial der negativen Emotionen nutzen und sie in Lebenskraft umwandeln, wenn man Verantwortung für sie übernimmt.

Man kann Emotionen als Diagnosewerkzeug verwenden, um sich und seine Konditionierungen und Ansichten besser erforschen zu können. Zugleich kann jedes Gefühl einen Hinweis auf ein geschwächtes Organ geben. Jedem Organ werden Kulturen übergreifend bestimmte Emotionen und Verhaltensweisen zugeordnet. Sie können jedoch auch selbst versuchen herauszufinden, welches Ihrer Organe der stärkste Katalysator für Ihre Emotionen ist.

Versuchen Sie, in erster Linie nicht die Situation ändern zu wollen, sondern sich der Emotionen bewusst zu werden. Es ist wichtig, dass Sie sich Ihrer Reaktion auf eine Situation klar werden, wenn Sie die Umstände ändern wollen. Denken Sie an den Satz, dass sich der innere Zustand im Äußeren widerspiegelt, und versuchen Sie, Emotionen als Energie wahrzunehmen. Innere Konflikte, die dadurch stärker wahrnehmbar werden oder auch entstehen können, sind zwar mit einer nicht angenehmen innerlichen Reibung verbunden, jedoch bergen diese herausfordernden Momente große innere Wachstumsmöglichkeiten.

Solche Konflikte werden, solange sie verdrängt, überspielt oder ignoriert werden, immer wieder in unterschiedlicher Form auftauchen. Achten Sie auf Ihre Bedürfnisse und nehmen Sie sie ernst. Das ist eine Basis, um die Ihnen innewohnende Kraft zu fördern, zu stärken und achtsam mit ihr umzugehen. Es ist ein Schritt zu einer besseren Zentriertheit, was mitunter der beste Schutz gegenüber negativen äußeren Einflüssen ist.

Dadurch, dass Frauen stärker mit der Yin-Kraft verbunden sind, haben sie die Fähigkeit, offen und empfänglich zu sein. Sie haben öfter als Männer den Impuls, zu helfen und zu nähren – obwohl dies natürlich keine allgemeingültige Aussage ist, sondern nur auf eine häufige Tendenz aufgrund der energetischen Beschaffenheit hinweist. Es ist dennoch wichtig zu erwähnen, dass insbesondere Frauen versuchen sollten, aus einem Mitgefühl heraus zu helfen, bei dem man die Not und Leiden des anderen zwar bewusst wahrnimmt, sich jedoch nicht so sehr selbst damit identifiziert, dass man durch das Mitleiden seine eigene Kraft und Mitte verliert.

氣

MERIDIANE UND AKUPUNKTUR-PUNKTE

Die Energieleitbahnen, auf denen die Lebenskraft Qi durch unseren Körper fließt, können am besten beschrieben werden, wenn man sich die Organe als Städte und die Leitbahnen als Flüsse und Landstraßen vorstellt. Sie verbinden die Städte miteinander und durchfließen und nähren das ganze Land, den Körper, in einer Endlosschleife. Diese Verlaufsbahnen sind festgelegt und bei jedem Menschen in gleicher Weise vorhanden. Ihre Tiefe entsteht unter anderem als Reaktion auf die unmittelbare Umwelt. So nähern sich die Verlaufsbahnen bei warmem Wetter der Hautoberfläche an (nach außen strebende, aktive Yang-Kraft), während sie sich bei kaltem Wetter weiter in das Körperinnere zurückziehen (passive und speichernde Yin-Kraft).

Die Bahnen verbinden die untere und obere, linke und rechte sowie die innere und äußere Ebene des Körpers miteinander. Dies unterstützt den Austausch der feinstofflichen und grobstofflichen Anteile des Körpers untereinander sowie mit der Umwelt. Energetisch sind die Verlaufsbahnen eng miteinander verwoben und einige hochrangige Wissenschaftler vertreten die Meinung, dass sie die elektromagnetischen Prozesse des Körpers steuern. Sind sie blockiert, kann die Lebenskraft Qi nicht richtig fließen und den Körper mit Energie versorgen. Entstehen können solche Blockaden unter anderem durch ungünstige Ernährung, schädigende Emotionen und klimatische Bedingungen. Pickel, Rötungen, Juckreiz, Verfärbungen oder eine Berührungsempfindlichkeit an bestimmten Körperstellen können ein Hinweis darauf sein, dass in der Leitbahn, die an dieser Stelle verläuft, ein Ungleichgewicht vorliegt.

Das Qi kann man sich als grundlegende Energie, als alles durchdringende Lebenskraft vorstellen. Sie wirkt allgegenwärtig auf fein- und grobstofflicher Ebene, schwingt in unterschiedlichen Frequenzen und wird daher auch in unterschiedliche Qi-Arten unterteilt. Um Gesundheit und Vitalität zu stärken, sollte man stets darauf achten, das sogenannte nachgeburtliche Qi aufzuladen. Reichert man es durch Bewegungsformen wie Qigong, förderliche Atmung und die richtige Ernährung an, wird wesentlich weniger von

dem sogenannten vorgeburtlichen Yuan Qi verbraucht, dessen Stärke unter anderem unsere Lebenserwartung und -qualität bestimmt.
Man unterscheidet zwölf Hauptmeridiane mit kleineren Abzweigungen, die symmetrisch im Körper verlaufen und denen die zwölf wichtigsten Organe zugeordnet sind. Diese bilden ihrerseits sogenannte Organpaare, die in der traditionellen Medizin zusammen diagnostiziert und als Einheit behandelt werden.
Yin und Yang benötigen einander, um sich auszugleichen. So wirken sich die sogenannten Yang-Organe jeweils unterstützend auf die Yin-Organe aus. Die Yin-Organe (Zang), auch Speicherorgane genannt, sind Herz, Lunge, Leber, Niere, Milz und Perikard. Zu den Yang-Organen (Fu) zählen Dünndarm, Dickdarm, Gallenblase, Blase, Magen und Dreifach-Erwärmer.
Bei den Akupunkturpunkten handelt es sich um kleine Energietore beziehungsweise Punkte auf den Meridianen, über die auf den Körper eingewirkt werden kann.
Auch Meridiane, die hier nicht ausführlich vorgestellt werden, können der (Frauen-)Gesundheit dienen. Hierzu gehört beispielsweise das Yin-Fersen-Gefäß, welches die Fortpflanzung beeinflusst und bei Myomen unterstützen kann. Leider würde es den Umfang des Buches sprengen, auf alle Meridiane einzugehen. Daher beschränke ich mich im Folgenden auf eine Auswahl der Meridiane, die für die Frauengesundheit und die verbreitetsten Beschwerdebilder am wichtigsten sind. In die vorgestellten Übungen des Qigong für Frauen werden jedoch auch die Meridiane, die in diesem Kapitel nicht vorgestellt werden, mit eingebunden und gestärkt, so beispielsweise das erwähnte Yin-Fersen-Gefäß beim Meridianklopfen (siehe Seite 70).

NIERENMERIDIAN (YIN-ENERGIE, WASSER-ELEMENT)

Der Nierenmeridian wird dem Element Wasser zugeordnet, das die Fähigkeit hat, alles in sich aufzunehmen und zu speichern. Er speichert Lebenskraft (insbesondere das sogenannte vorgeburtliche Yuan Qi), nährt

Knochen, Mark und Gehirn und ist vor allem für den Bereich der Fortpflanzung (Fruchtbarkeit, Schwangerschaft und Empfängnis) und die Sexualfunktionen entscheidend.
Er sorgt für die Wachstumsfähigkeit (beispielsweise die Zellbildung) und Temperaturregelung des Körpers und dient als Speicher derjenigen Essenz, die die materielle Basis für die Bildung des Menstruationsblutes darstellt. Einige Daoisten sind der Meinung, dass es sich bei Menstruationsblut nicht um normales Blut, sondern um sogenanntes *Tian Gui* (himmlisches Wasser) handelt, welches der Niere entspringt. Daher sei die Niere eines der wichtigsten Organe für das Menstruationsblut. Sie regiere den Uterus und man könne unter anderem über die sogenannte Pulsdiagnose an ihrem Zustand erkennen, ob eine Schwangerschaft besteht oder Wehen bevorstehen, wie Wang Shu-he, ein Arzt aus der Jin-Dynastie, schreibt.
Weiters ist der Nierenmeridian wichtig für Konzentration, Vitalität, Widerstandsfähigkeit, Willenskraft und Durchhaltevermögen.
Symptome wie Schatten, Verfärbungen und/oder Gewebequellungen unter den Augen, Ohrenbeschwerden, Antriebs- oder Kraftlosigkeit, weißer Ausfluss, Ängstlichkeit, Unfruchtbarkeit, Neigung zur Fehlgeburten, Wachstumsstörungen, Kälte- oder Lärmempfindlichkeit, Müdigkeit, Lendenschmerzen, Libido- oder Hormonstörungen, Ödeme, morgendliche Kraftlosigkeit in den Fingern, schmerzhafte Fußsohlen, Haarausfall oder Graufärbung der Haare können auf einen Energiemangel im Nierenmeridian hindeuten. Auf psychischer Ebene kann er sich in der Tendenz zu zwanghaftem Arbeiten und Überreaktionen sowie der Neigung, sich durch Überarbeitung in einen starken Erschöpfungszustand zu bringen, zeigen. Der Nierenmeridian wird unter anderem durch dauerhaften Drogenkonsum, schwere Erkrankungen oder Traumata, langfristig bestehende Angst- oder Hungerzustände, starken Blutverlust, Vitaminmangel und eine exzessive Lebensweise in Form von Dauerstress, Schlafmangel, Dauerlärm, ausschweifender Sexualität und einem unregelmäßigen Lebensstil geschwächt.

Im Mingmen, dem vierten Punkt des Dumai-Meridians, wird Nierenenergie gespeichert. Er kann bei einem Energieungleichgewicht sowohl einen Zustand der Leere als auch der Fülle aufweisen. Bei Leere wird das Wärmen des Uterus behindert, was zu Unfruchtbarkeit, Regelschmerzen oder mangelnder Libido führen kann. Symptome für eine Fülle sind neben Unfruchtbarkeit eine zu starke Blutung oder eine Neigung zu Fehlgeburten.
Liegt ein Mangel an Nieren-Yin vor, wird der Menstruationszyklus kürzer. Liegt ein Mangel an Nieren-Yang vor, kann dies zu einem verspäteten Eisprung führen, wodurch sich der Zyklus verlängert.
Der Nierenmeridian sollte bei schweren Erkrankungen, schwierigen und herausfordernden Lebensphasen und bei unerfülltem Kinderwunsch gestärkt werden. Seien Sie jedoch während der Schwangerschaft vorsichtig und halten Sie Rücksprache mit Ihrem Arzt oder Therapeuten.

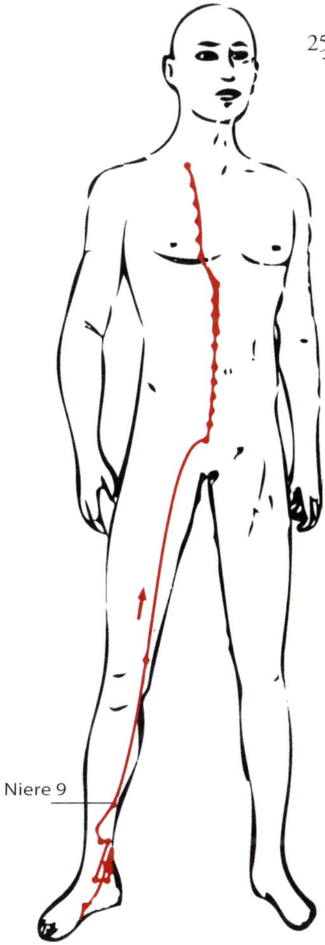

Unterstützende Akupunkturpunkte des Nierenmeridians sind unter anderem:

- *Niere 9:* bei drohender Fehlgeburt sowie allgemein für das Halten von Yin
- *Niere 12*:* bei vaginalem Ausfluss, unregelmäßigem Zyklus, Regelschmerzen, Gebärmuttervorfall, unerfülltem Kinderwunsch

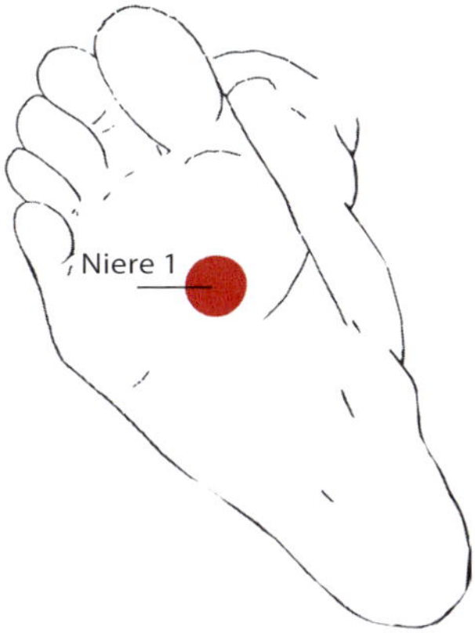

- *Niere 13**: bei weißem Ausfluss, Zyklusunregelmäßigkeiten, Kälte der Gebärmutter, unterstützend für Renmai und Chongmai, stärkt Nierenenergie
- *Niere 14**: bei unregelmäßiger Menstruation, Unterbauchschmerzen, unerfülltem Kinderwunsch, Metrorrhagie
- *Niere 16**: bei unregelmäßigem Zyklus, Regelschmerzen
- *Niere 18**: fördert Empfängnis
- *Niere 19**: bei unerfülltem Kinderwunsch, Wechseljahresbeschwerden
- Die Punkte *Niere 11 bis Niere 21* fördern zudem die Uteruskontraktion nach einer Entbindung, sodass Blutungen kontrolliert werden können (* siehe Abbildung zum Chongmai-Meridian auf Seite 35).

LEBERMERIDIAN (YIN-ENERGIE, HOLZ-ELEMENT)

Der Lebermeridian liefert und bewegt das Blut über das Qi, sodass die Menstruation eintreten kann. Er ist damit für einen guten Blutfluss zuständig. Ist der Lebermeridian blockiert, treten Symptome wie eine schmerzhafte Periode oder Zyklusunregelmäßigkeiten auf. Er liefert (in Zusammenarbeit mit dem Chongmai) Blut an den Uterus, welcher das von der Leber gelieferte Blut speichert.

Wenn Sie unter anhaltender Belastung stehen, sollten Sie unbedingt die Leber, den sogenannten »General der Organe«, stärken, da sie in solchen Fällen bis zu 30 Prozent ihrer Leistungsfähigkeit einbüßt. Zu viel Fernsehen oder lange Bildschirmarbeit schwächen die Leberenergie ebenfalls. Gleiches geschieht, wenn die Selbstverwirklichung und der persönliche kreative Ausdruck nach außen gehemmt wird oder wenn zu viel Östrogen produziert wird.

Symptome für ein Energieungleichgewicht der Leber bei einem Yang-Überschuss können auf körperlicher Ebene gerötete Augen, Kopfschmerzen im Scheitelbereich, unregelmäßige oder schmerzhafte Monatsblutungen, Gereiztheit, Ziehen in den Brüsten oder prämenstruelle Symptome sein. Auf emotionaler Ebene kann es zu Depression, Ungeduld, Gereiztheit,

Ärger oder Zorn sowie einem explosionsartigen Freisetzen von Emotionen kommen.
Liegt ein Yin-Überschuss vor, können Symptome wie morgendliche Müdigkeit trotz ausreichenden Schlafs und ein niedriger Blutdruck auftreten. Dunkle, klumpige Blutungen sind meist ein Zeichen für eine Leber-Blut-Stagnation. Das Blut neigt in diesem Fall dazu, im Uterus zu stagnieren. Durch Krämpfe, die zu Menstruationsschmerzen vor der Regel führen, versucht der Körper, die Leberenergie zum Fließen zu bringen. In solchen Fällen lassen die Schmerzen nach, sobald das Blut frei fließen kann.

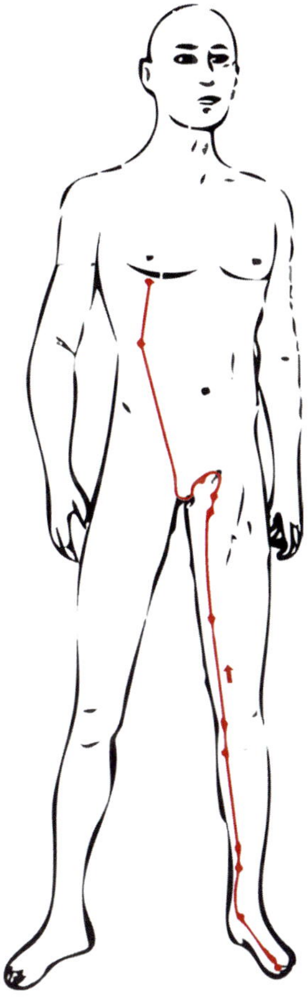

Ist die Leberenergie ausgeglichen, können Pläne und Vorsätze besser getroffen werden. Die Fähigkeit, Verantwortung zu übernehmen, Entschlussfreudigkeit, Tatkraft und Kreativität hängen ebenfalls mit einem harmonisierten Lebermeridian zusammen. Besonders bei schmerzhafter Menstruation, verlängertem Zyklus oder verlängerter Monatsblutung (sieben bis 14 Tage), häufigen Allergien, Augenbeschwerden oder -krankheiten, verhärteten Muskeln, Muskelkrämpfen, Zysten, Myomen, Reizdarm, Störungen des Gallenflusses, Verspannungen (vor allem Schultern und Körperseiten), steifen Arm- und Fußgelenken, Gelbtönung der Haut, Glanzlosigkeit der Augen oder emotionalem Stress sollte man darauf achten, die Leberenergie zu stärken und zwischen ein und drei Uhr morgens (noch besser zwischen elf Uhr nachts und drei Uhr morgens Normalzeit, also Winterzeit) zu schlafen, da sich die Leberenergie in dieser Zeit leichter regenerieren kann.

Nicht stimuliert werden sollte der Lebermeridian im ersten Schwangerschaftsmonat.

DREIFACH-ERWÄRMER-MERIDIAN (YANG-ENERGIE, FEUER-ELEMENT)

Der Dreifach-Erwärmer lässt sich anatomisch keinem Organ zuordnen. Die Chinesen bezeichnen ihn als ein Organ, das keine Form hat. Er schützt alle anderen Meridiane (beziehungsweise das Innere vor äußeren Einflüssen), wirkt sich auf alle Organe aus und reguliert das Nervensystem und den Flüssigkeitshaushalt. Gemäß traditioneller Überlieferung wird über ihn ein Teil des vorgeburtlichen Yuan Qi auf drei Körperebenen verteilt.

Man unterteilt diesen Meridian in den oberen Erwärmer im Brustbereich (Herz, Perikard, Lunge), den mittleren Erwärmer im Bauchbereich unterhalb des Zwerchfells (Magen, Milz-Pankreas, Leber, Gallenblase) und den unteren Erwärmer in der Beckenregion (Dünn- und Dickdarm, Blase, Nieren, Sexualorgane, teilweise Leber). Der Dreifach-Erwärmer verbindet die drei Ebenen des Körpers sowie die lebensnotwendigen Funktionen von Atmung, Kreislauf, Verdauung, Ausscheidung und Sexualität und sorgt bei einem Energiegleichgewicht für ein ganzheitliches Gleichgewicht des Menschen und ein harmonisiertes Zusammenspiel seiner Organe. Ein Energieungleichgewicht im Dreifach-Erwärmer-Meridian kann vielfältige Beschwerden wie seitliche Kopfschmerzen, Wassereinlagerungen, Krämpfe, Bauch- und Unterleibsbeschwerden, Neigung zu Allergien (vor allem im Hals- und Nasenbereich) und Schwellungen der Lymphknoten, im psychischen Bereich auch die Tendenz zu übermäßigem Misstrauen

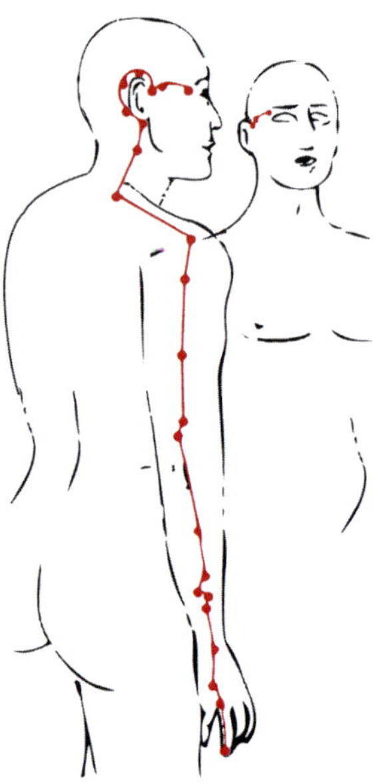

gegenüber Mitmenschen, Anpassungsschwierigkeiten und übertriebener Vorsicht zur Folge haben. Hochgezogene und angespannte Schultern können auf einen Energiemangel im mittleren Erwärmer hindeuten. Mit dieser Körperhaltung wird in einem solchen Fall unbewusst versucht, die energetische Leere von Lunge und Herz zu stabilisieren oder eine emotionale und körperliche Schutzhaltung einzunehmen.

Bei Frauen tritt ein Energieungleichgewicht in diesem Meridian häufig während der Wechseljahre auf. Es bietet sich dann an, tagsüber vor allem die Außenseite der Oberarme (von unten nach oben) kräftig zu massieren. Eine Berührungsempfindlichkeit in diesem Bereich liegt, sofern keine Verletzung vorhanden ist, meist daran, dass die Energie in diesem Meridian nicht frei fließt.

Nicht stimuliert werden sollte dieser Meridian im ersten Schwangerschaftsmonat.

HERZMERIDIAN (YIN-ENERGIE, FEUER-ELEMENT)

Während das Blut von der Leber gespeichert und von der Milz kontrolliert wird, wird es vom Herz, dem »Kaiser der Organe«, regiert. Der Herzmeridian ist für die Kontrolle des Kreislaufsystems und des Blutes zuständig. Er beherbergt die innere Energie Shen und sorgt als »leitender Beamter« für ein emotionales Gleichgewicht sowie die Fähigkeit, Gedanken klar zu formulieren und auszudrücken. Das zeitgleiche Beherbergen des Geistes und Regieren des Blutes kann dazu führen, dass mentale und emotionale Beschwerden die Menstruation, Schwangerschaft, Niederkunft und Menopause stark beeinflussen. Der Herzmeridian ist über das Uterusgefäß mit der Gebärmutter verbunden und beeinflusst die Menstruation auf verschiedene Weise. Mentale Belastung oder Stress kann beispielsweise zu einem Ausbleiben der Menstruation führen. Ebenso kann sich stagnierendes Qi in »Feuer« wandeln, das Herz beeinträchtigen und nach unten schlagen, sodass es zu starken Blutungen kommt.

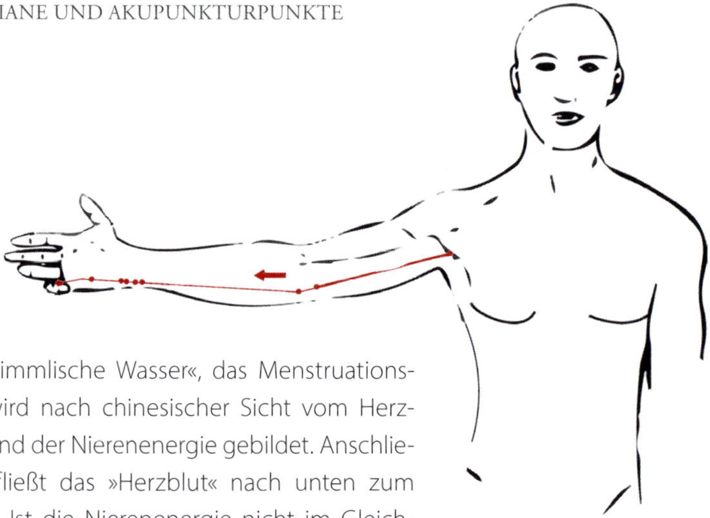

Das »himmlische Wasser«, das Menstruationsblut, wird nach chinesischer Sicht vom Herz-Yang und der Nierenenergie gebildet. Anschließend fließt das »Herzblut« nach unten zum Uterus. Ist die Nierenenergie nicht im Gleichgewicht, kann sie das Herzfeuer nicht ausgleichen, wodurch dieses wiederum nicht absinken kann. Emotionale Belastungen und Schocks können dazu führen, dass die Menstruation ausbleibt, wenn die Herzenergie stark eingebunden ist, ebenso wie ein Blutmangel in der Gebärmutter die Herzenergie beeinträchtigen und zu Depressionen (beispielsweise einer Wochenbettdepression) führen kann.

Symptome für ein Energieungleichgewicht im Herzmeridian können Störungen im Geschmacksempfinden, Sprachstörungen (Stottern, langsame, unklare oder schnelle und sich verhaspelnde Sprache), Herzbeschwerden, feuchte Handflächen, schnelle Ermüdbarkeit, Schlafstörungen, Kurzatmigkeit, innere Unsicherheit und gesteigerte Schreckhaftigkeit sein.

Eine östliche Weisheit besagt, dass man morgens das Herz öffnen sollte, noch bevor man die Augen öffnet. Wenn Sie also nicht gerade unsanft vom Wecker aus dem Schlaf gerissen werden, können Sie nach dem Aufwachen noch kurz liegen bleiben und Ihre Aufmerksamkeit auf Ihr Herz richten. Lächeln Sie Ihr Herz einige Minuten lang innerlich an oder stellen Sie sich eine Lotosblüte vor, die ihre Blätter im Herzen nach allen Seiten hin öffnet. Zudem stärkt es die Herzenergie, wenn Pläne nicht nur geschmiedet, sondern auch in die Tat umgesetzt werden.

Nicht stimuliert werden sollte dieser Meridian im dritten Schwangerschaftsmonat.

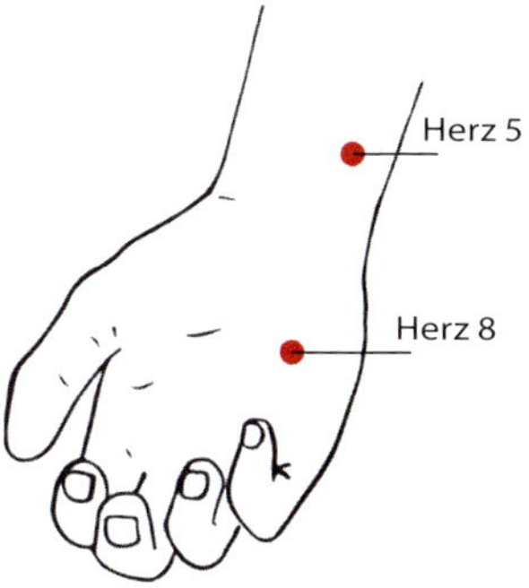

Unterstützende Akupunkturpunkte des Herzmeridians sind unter anderem:

- *Herz 5:* (v. a. in Kombination mit Leber 2 und Milz 6) bei starken Blutungen
- *Herz 8:* bei Schmerzen und Jucken im Vaginalbereich

MILZMERIDIAN (YIN-ENERGIE, ERD-ELEMENT)

Der Milzmeridian steht für die Mitte des Menschen und sorgt auf psychischer Ebene für Zentriertheit. Er ist für die Abwehrfunktionen des Körpers, die Blutbildung sowie die Zirkulation von Körperflüssigkeiten wichtig und ernährt alle Funktionskreise mit Qi. In klassischen Schriften wird dem Milzmeridian die Verantwortung für alle Organe übertragen, die für die Produktion von Verdauungsenzymen (Magen, Gallenblase, Dünndarm, Mund) zuständig sind, außerdem für Milchdrüse, Eierstöcke und Großhirnrinde.
Er produziert das Blut, das von der Leber gespeichert wird, und hält es in den Gefäßen sowie dem Uterus an seinem Ort. Steigt das Milz-Qi nicht, sondern sinkt – was seiner natürlichen Fließrichtung entgegengesetzt ist –, kann diese Umkehr zu einer Uterus- oder Blasensenkung führen. Das von der Milz gebildete Blut wird nach chinesischer Ansicht bei der Frau in Menstruationsblut und Brustmilch (beim Mann hingegen in Sperma) verwandelt. Zudem kontrolliert die Milz Muskeln, Bindegewebe und die Extremitäten.
Die Milzenergie gilt als Quelle für das Qi, das nach der Geburt erzeugt wird. Mangelndes Milz-Qi ist in der Regel keine unmittelbare Ursache für gynäkologische Probleme, trägt jedoch häufig zu ihnen bei. Ein Leber-Blut-Mangel weist meist in die Richtung einer Milz-Schwäche, die in solchen Fällen tonisiert werden sollte.

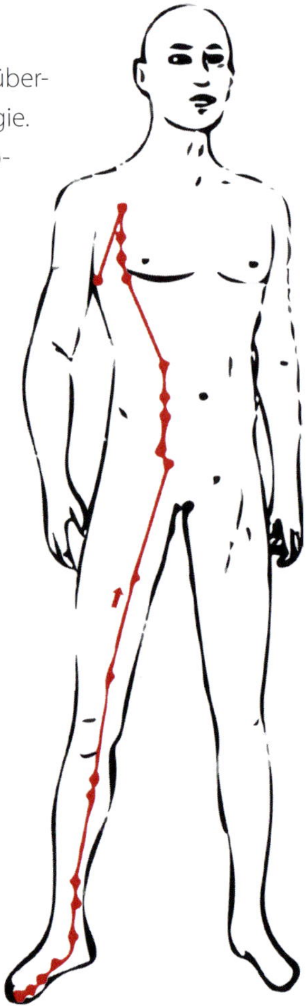

Ist der Geist überfordert oder leidet man an übertriebenem Mitleid, schwächt dies die Milzenergie. Auf ein Energieungleichgewicht können Symptome wie zum Beispiel Müdigkeit nach dem Essen, Herzschwäche, Gastritis, Magen-Darm-Störungen, Verdauungsschwäche, Neigung zu Durchfall und Blähungen, übertriebener oder mangelnder Appetit, Bauchspeichel-, Leber-, chronische Dickdarm- oder Zahnfleischentzündung, extremes Durstgefühl, Menstruationsbeschwerden wie eine verlängerte Monatsblutung, Gemütsschwankungen, Völlegefühl, Wasserstauungen in unteren Körperzonen, Schultergelenkprobleme, eine Neigung zu blauen Flecken, weißer vaginaler Ausfluss, kalte Gliedmaßen, Blässe, Organsenkung, Krampfadern und Zahnabdrücke auf den Zungenseiten oder eine Diabetes hindeuten. Weiter können Risse in der Ferse und eine Krankheitsanfälligkeit in einer Milz-Schwäche begründet sein.
Nicht stimuliert werden sollte dieser Meridian im fünften Schwangerschaftsmonat.

RENMAI-, DUMAI- UND CHONGMAI-MERIDIAN

Die Meridiane Renmai, Dumai und Chongmai sind drei Zweige derselben Quelle und zählen zu den außerordentlichen Meridianen. Man sagt, sie seien die ersten Meridiane, die im Embryo gebildet werden.
Der Renmai verläuft in der Mittelachse der Vorderseite des Körpers vom Dammpunkt (Bereich zwischen Genitalien und After) bis zur Furche unter

halb der Unterlippe. Er wird vom Herzen beherrscht. In ihm zirkuliert die Yin-Energie für den gesamten Körper, wodurch er die Bezeichnung Meer der Yin-Leitbahnen erhalten hat. Eng gekoppelt ist er mit dem Dumai-Meridian, der über die meiste Yang-Energie im Körper verfügt, für den Yang-Aspekt der weiblichen Fortpflanzungsfunktion steht und an der Mittellinie des Rückens vom Dammpunkt bis zur Mitte des Gaumens auf der Körpervorderseite verläuft. Diese beiden Leitbahnen sind über Verbindungsgefäße miteinander gekoppelt und gleichen die Yin- und Yang-Kräfte des Körpers aus. Ungleichgewichte können zu Leistenbrüchen und Unterleibsbeschwerden führen.

Der Kreislauf dieser beiden Meridiane entspringt zwischen den Nieren, fließt durch den Uterus, kommt am Damm zur Oberfläche und verläuft am vorderen und hinteren Ast nach oben. Sie verbinden so den Uterus mit Nieren, Herz und Gehirn, was die Wechselbeziehung zwischen mentalen und emotionalen Problemen erklären kann.

Der Renmai hat eine enge Beziehung zum Uterus und zu den inneren und äußeren Genitalorganen. Er kontrolliert den Uterus, nährt den Fetus und stellt Yin (unter anderem in Form von Essenz, Blut und Flüssigkeit) für alle physiologischen Abläufe und hormonellen Schlüsselphasen (Pubertät, Empfängnis, Schwangerschaft, Niederkunft, Menopause) bereit. Beschwerden und Erkrankungen im Bereich der äußeren primären Geschlechtsorgane oder im Gebärmutterhals kann durch ein Stärken des Renmai entgegengewirkt werden. Liegt bei Problemen im Genitalbereich zugleich ein Mangel an Nieren-Yang vor, kann man das Stärken des Dumai vorziehen.

Der Chongmai verläuft teilweise entlang des Nierenmeridians und unterstützt aufgrund dieser Verbindung auch die Aktivierung, Speicherung und Zirkulation des vorgeburtlichen Yuan Qi. Er stellt eine wichtige Verbindungslinie zwischen dem obersten Punkt des Kopfes (chinesisch *Baihui*) und dem Dammpunkt her. Dieser Meridian, der auch als Meer des Blutes bezeichnet wird, hat viel mit der Blutversorgung und ausreichender Bewegung im Uterus zu tun. Im Vergleich zu den anderen Meridianen hat er die stärkste Beziehung zum Blut und wird vom Zustand des Magens beeinflusst.

Während Renmai für das Bewegen von Qi und Blut zuständig ist, ist der Chongmai für die Kontrolle des Qi und für das Tonisieren und Nähren zuständig. Zudem kontrolliert er alle Aspekte der Menstruation. Zusammen mit dem Renmai-, Herz- und Dünndarmmeridian bildet er die »Wurzel für das Menstruationswasser«, wie traditionelle Aufzeichnungen aus dem 18. Jahrhundert besagen. In überlieferten Schriften heißt es, dass er sich (wie auch der Renmai) im 14. Lebensjahr öffnet und sich dann die Menstruation einstellt.

Veränderungen, die im Renmai- und Chongmai-Meridian stattfinden, bestimmen hormonelle Veränderungen im siebten Lebensjahr und auch

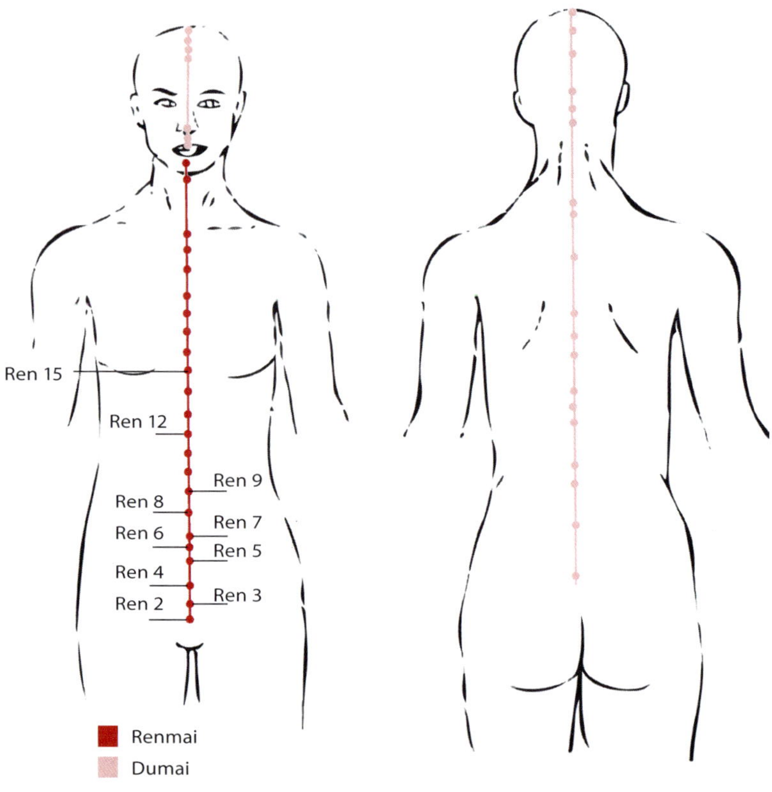

danach. Auch die Brüste werden vom Chongmai kontrolliert, sodass er prämenstruelles Brustspannen, das Stillen beziehungsweise die Versorgung mit Muttermilch und Knoten in der Brust beeinflusst.

Aus chinesischer Sicht ist eine Frau fruchtbar, wenn Chongmai- und Renmai-Meridian blühen, das heißt die Energie in diesen Leitbahnen frei fließt. Während der Renmai für Empfängnis, Fruchtbarkeit, Schwangerschaft und Menopause bedeutend ist, ist es der Chongmai für die Menstruation und alle diesbezüglichen Unregelmäßigkeiten. Zusammen regulieren sie also den Uterus und die Menstruation und nähren und bewegen das Blut.

Ein Grund für die morgendliche Übelkeit und das Hitzegefühl während der Schwangerschaft kann das Aufsteigen des Qi im Chongmai sein, der in dieser Zeit (in der das Blut in Muttermilch verwandelt und nach oben geleitet wird) viele Veränderungen durchmacht. Man sagt, dass das zurückgehaltene Blut während der Schwangerschaft umgeleitet und zum Nähren und Schützen von Mutter und Fetus verwendet wird, wodurch weniger davon in den Chongmai fließt. Dies kann auch erklären, weshalb trotz der Zunahme des Blut- und Körperflüssigkeitsvolumens der Hämoglobinanteil und die Erythrozytenzahl abnimmt, was viele als einen natürlichen Vorgang ansehen. Laut einer englischen Studie, die an 153 602 Schwangeren durchgeführt wurde, verringert eine Abnahme der Hämoglobinkonzentration die Wahrscheinlichkeit einer Fehl- und Frühgeburt sowie eines geringen Geburtsgewichts.

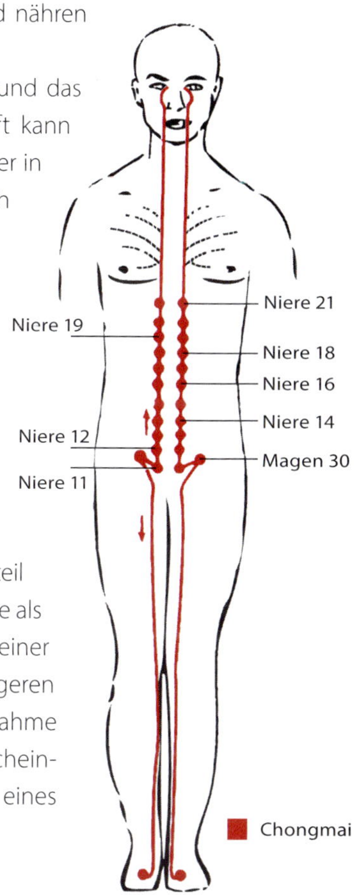

Unterstützende Akupunkturpunkte des Renmai sind unter anderem:

- *Ren 2:* bei Myomen, Gebärmuttervorfall, Harninkontinenz, reguliert die Menstruation
- *Ren 3:* bei Leukorrhö, vaginalem Ausfluss, Scheidenjucken, reguliert die Menstruation
- *Ren 4:* bei Bauchschmerzen, Leukorrhö, ausbleibender oder schmerzhafter Regel
- *Ren 5:* bei ausbleibender Menstruation, Ausfluss, starker Blutung, *nicht* bei unerfülltem Kinderwunsch oder Schwangerschaft
- *Ren 6:* bei unregelmäßigem Zyklus, ausbleibender, schmerzhafter oder zu starker Menstruation, Ödemen, Leukorrhö, in Kombination mit Ren 4 regulierend bei Gebärmutter vorfällen
- *Ren 7:* bei Leukorrhö, unregelmäßiger Periode, Menorrhagie, Ödemen, unerfülltem Kinderwunsch, Bauchschmerzen
- *Ren 8 (Bauchnabelmitte):* bei unerfülltem Kinderwunsch, ausbleibender Periode, Wochenbettdepression, Harnwegsproblemen im Wochenbett
- *Ren 9:* bei Ödemen
- *Ren 12:* stärkend für Magen und Milz, beruhigend für den Fötus
- *Ren 15:* bei Traurigkeit, Schock, Sorgen oder Schuldgefühlen, die sich körperlich als Enge im Brustraum bemerkbar machen

DAIMAI-MERIDIAN

Der Daimai ist der einzige horizontal verlaufende Meridian des Körpers. Dieser Meridian spielt eine sehr wichtige Rolle für Frauen. Er harmonisiert das Auf- und Absteigen von Milz- und Nieren-Qi und beeinflusst den Lebermeridian. Man sagt, er führe und stütze den Uterus sowie die Essenz der Frau und verbinde das sogenannte vorgeburtliche mit dem nachgeburtlichen Qi – ähnlich wie der Chongmai. Ist die Energie des Daimai zu schwach, kann es zu vaginalem Ausfluss kommen. Nässe sinkt bildlich gesehen nach unten, weil der Daimai sie nicht halten kann. Ebenso kann das

Qi nicht nach oben steigen, wenn der Daimai schwach ist, was Gebärmuttervorfälle, Fehlgeburten und auch einen langfristigen Qi-Mangel begünstigt.

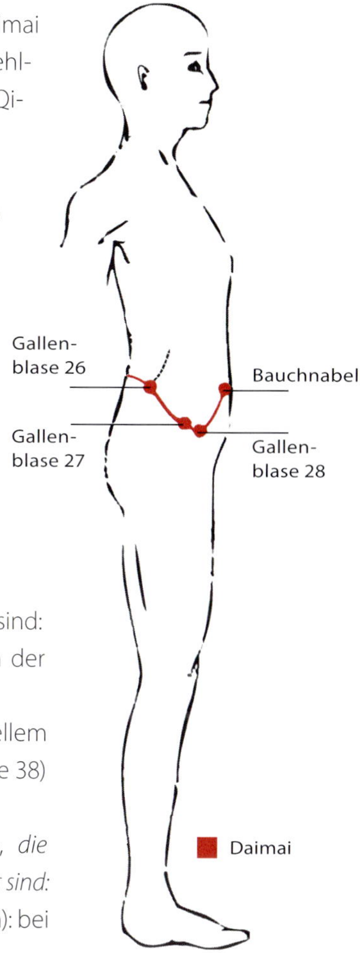

Unterstützende Akupunkturpunkte des Daimai sind unter anderem:

- *Gallenblase 26:* bei Zyklusunregelmäßigkeiten, rot-weißem Ausfluss
- *Gallenblase 27:* bei Unterleibsschmerzen, unregelmäßigem Zyklus, Scheidenvorfall, rot-weißem Ausfluss
- *Gallenblase 28:* bei Scheidenvorfall, Ausfluss, unregelmäßigem Zyklus, Ödemen in unteren Körperzonen

Weitere unterstützende Akupunkturpunkte sind:

- *Blase 51:* bei Knoten oder Schmerzen in der Brust (siehe Abbildung Seite 38)
- *Milz 8:* bei Dysmenorrhö, prämenstruellem Spannungsgefühl in der Brust (siehe Seite 38)

sowie folgende sechs Akupunkturpunkte, *die während einer Schwangerschaft nicht geeignet sind:*

- *Jingzhong* (nicht auf dem Meridiansystem): bei unregelmäßigem Zyklus
- *Qimen (nicht auf dem Meridiansystem)*: bei unregelmäßigem Zyklus, schmerzhafter oder starker Regel, Gebärmuttervorfall, unerfülltem Kinderwunsch
- *Jinggong (nicht auf dem Meridiansystem):* bei unerfülltem Kinderwunsch, vaginalem Ausfluss

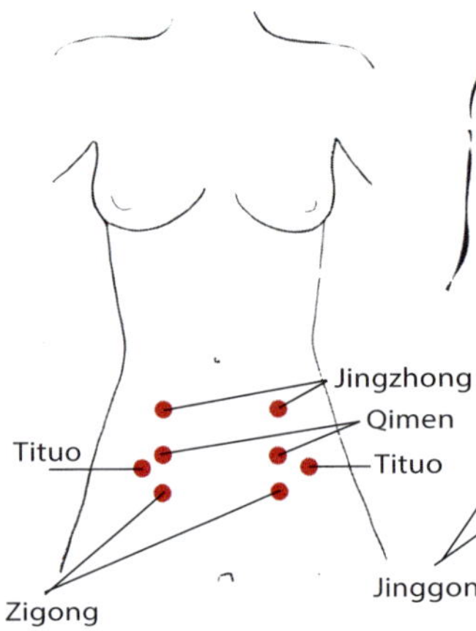

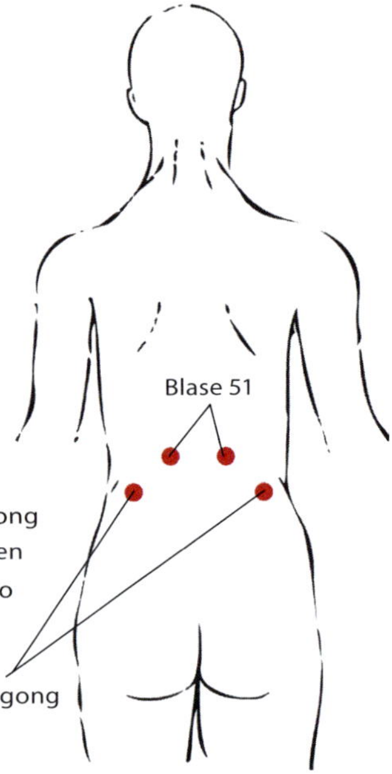

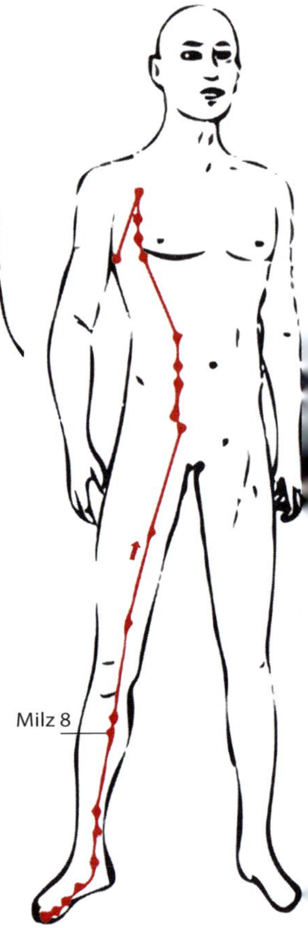

- *Tituo* (nicht auf dem Meridiansystem): bei Gebärmuttervorfall
- *Zigong:* bei unerfülltem Kinderwunsch, Gebärmuttervorfall, unregelmäßiger oder übermäßiger Menstruation
- *Dickdarm 4:* bei Schmerzen aller Art, erschwerter Harnausscheidung, schmerzhafter Regelblutung, unterdrückten Emotionen und Schwierigkeiten, Emotionen zu zeigen und an die Oberfläche dringen zu lassen, unterstützend bei der Zervixöffnung unter der Geburt – *nicht* bei Durchfall oder exzessivem Schwitzen
- Weiter kann der Punkt *Perikard 9* bei hohem Blutdruck während der Schwangerschaft helfen. Er befindet sich am Nagelfalz des Mittelfingers auf der Zeigefingerseite.

- Der Punkt *Dünndarm 1*, welcher bei Ausbleiben des Milchflusses nach der Geburt unterstützen kann, befindet sich an der Außenseite des Kleinfingerfalzes.

Die letzten beiden Punkte sollten im dritten und vierten Schwangerschaftsmonat nicht behandelt werden.

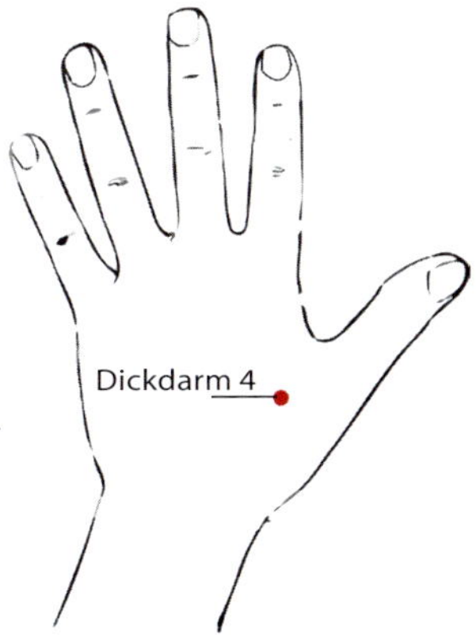

GEBÄRMUTTER

Die Gebärmutter gilt als Schoß der Weiblichkeit, in dem Leben entstehen kann. Sie ist ein Kraftzentrum im weiblichen Körper und hat im Chinesischen unterschiedliche Namen wie »Palast des Kindes«, »schützender Palast« oder »Kammer des Blutes«. Sie besitzt die Fähigkeit, zu empfangen und aufzunehmen, was Frauen in die Lage versetzt, einem Kind Leben zu schenken.

Zugleich macht eben diese Fähigkeit die Gebärmutter auch verwundbar. Sie kann nicht nur Samenzellen, sondern ebenso schädigende Emotionen wie Trauer oder Angst und Wut aufnehmen. Wird durch solche Emotionen oder Schocks der freie Qi-Fluss in der Gebärmutter gehemmt, kann dies zu einem unerfüllten Kinderwunsch führen. Auch äußere (klimatische) Kälte kann eine Ursache für die Schwächung der Gebärmutter sein. Verfügt beispielsweise die Beckenbodenmuskulatur über einen nicht ausreichenden Tonus, ist die Gebärmutter weniger vor negativen Einflüssen geschützt.

Oft werden Beschwerden der Gebärmutter auch von anderen Organen begünstigt. So kann es sein, dass beispielsweise die Leber das Qi zu wenig bewegt, die Milzenergie zu schwach ist und nicht genügend Blut herstellt, das Herz zu wenig Freude erfährt, die Lunge zu wenig Qi produziert oder die Nierenenergie nicht ausreicht, um den Uterus mit Lebenskraft zu versorgen.

Ein Kreisen des Beckens oder der Hüfte kann beispielsweise dazu führen, das Qi und die Blutzirkulation in dem Bereich anzuregen und einer Kälte im Unterleib entgegenzuwirken. Ebenso haben sich Unterleibsdampfbäder bewährt. Sie können auch dabei unterstützen, Blockaden auf der emotionalen und seelischen Ebene zu lösen, die sich unter Umständen in der Gebärmutter manifestiert haben. Erkundigen Sie sich bei Ihrem Arzt oder Therapeuten nach geeigneten Kräutern, die Sie verwenden können. Möchte man mit einem Sitzdampfbad die Reinigung der Gebärmutter unterstützen, führt man vor dem Schlafengehen ein Dampfbad mit duftenden Kräutern durch, wickelt sich danach ein Handtuch um die Hüften, um den Bereich warm zu halten, und legt sich dann so hin, dass das Becken etwas höher liegt. Dann massiert man den Bauch mit einem sanften Öl (beispielsweise Mandelöl) und sanftem Druck, damit er locker und entspannt wird. Anschließend zieht man mit etwas Druck mehrmals hintereinander die Außen- beziehungsweise Kleinfingerkante beider Hände vom Schambeinansatz in einer geraden Linie den Bauch entlang nach oben. Dies kann dabei unterstützen, manifestierte Emotionen und Blockaden zu lösen, und so beispielsweise bei einem Kinderwunsch helfen.

Auch das Kreuzbein hat einen direkten Bezug zum Uterus und kann alte Verletzungen speichern. Um diese zu lösen, können wärmende Massagen unterstützend sein.

MITTLERES DANTIAN

Beim mittleren Dantian handelt es sich um ein Energiezentrum, welches in einigen Qigong-Arten auch als unteres Dantian bezeichnet wird. Es befindet sich etwa zwei Daumenbreit unter dem Bauchnabel, etwa sechs Zentimeter im Körperinneren. Da es sehr bei der Zentrierung und dem Speichern der Lebenskraft Qi unterstützen kann, ist dieser Bereich in viele Übungen mit eingebunden.

Bei Beschwerden im Bauchbereich oder in der Schwangerschaft rät man davon ab, Qi, das während der Übungen aktiviert und gestärkt wurde, in diesem Bereich zu speichern. Grund hierfür ist, dass man diesen ohnehin sehr sensiblen Bereich überfordern und zu intensiv mit Energie »fluten« könnte. Man weicht in diesen Fällen auf die Brustmitte aus.

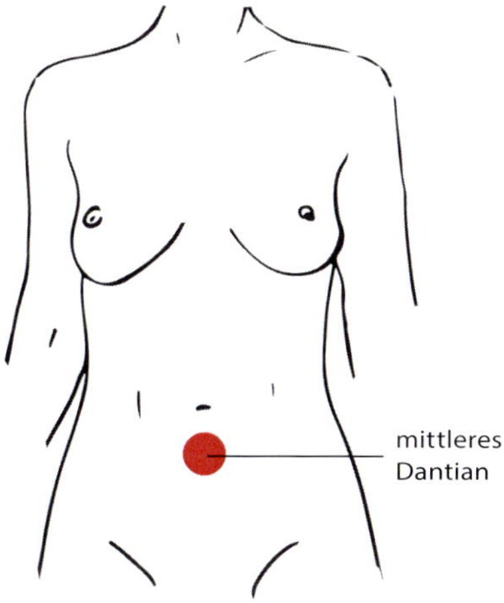

氣

ÜBUNGS-GRUNDLAGEN

So wird geübt

Eine Übungseinheit besteht jeweils aus einer Vorübung, den ausgewählten Hauptübungen und einer Nachübung. Zur Vor- und Nachübung kann man das sogenannte Öffnen-Schließen hinzunehmen. Hierbei werden beide Hände auf Höhe von etwa zwei Daumenbreit unter dem Bauchnabel vor den Körper gebracht. Die Handflächen sind dabei nach außen gedreht, die Daumen zeigen nach unten (bei Beschwerden und Erkrankungen zeigen beide Handflächen zum Boden). Bewegen Sie die Hände nun in einer waagrechten Bewegung nach außen, bis sie etwa schulterbreit voneinander entfernt sind, und atmen dabei sanft durch die Nase aus. Drehen Sie die Handflächen nun zueinander und führen Sie die Hände dann wieder zusammen, während Sie sanft einatmen, und wiederholen Sie diese Bewegung weitere zwei Male, sodass Sie sie am Ende insgesamt dreimal ausgeführt haben.

Die Vorübung dient der Entspannung von Körper und Geist und somit der besseren Energieaktivierung und -zirkulation. Die Nachübung dient dem Sammeln der in der Hauptübung aktivierten und aufgenommenen Energie. Versuchen Sie, nicht erst zu üben, wenn bereits Beschwerden vorhanden sind. Das wäre bildlich gesehen so, als ob man erst dann beginnt, den Brunnen zu graben, wenn man schon durstig ist. Die vorgestellten Übungen sind so einfach und schnell durchzuführen, dass sie sich bestens dazu eignen, den Körper vorbeugend zu unterstützen oder auf kommende Lebensumstände wie Menstruationsbeginn, Schwangerschaft oder Wechseljahre vorzubereiten. Achten Sie auf Ihren Körper und geben Sie ihm zusätzlich das nötige Maß an Ernährung, Schlaf, Ruhe und Bewegung. Üben Sie nach Möglichkeit nicht unmittelbar nach einer Mahlzeit oder der Einnahme von Lebensmitteln, die sich auf den Bewusstseinszustand auswirken, wie beispielsweise Kaffee, Tee, Tabak oder Alkohol. Meiden Sie Starkstromleitungen, üben Sie wenn möglich nicht direkt unter einer Stromquelle (Lampe) und achten Sie auf frische Raumluft (möglichst ohne Durchzug).

Vorübung

Die Vorübung dient dazu, Geist und Körper in einen ruhigen und entspannten Zustand zu bringen, damit das in der Hauptübung aktivierte Qi besser fließen und sich die beabsichtigte Wirkung optimal entfalten kann. Zudem kann man in einem ruhigen Geisteszustand ein Energieungleichgewicht besser wahrnehmen, um dieses anschließend möglichst effektiv aufzulösen. Bedenken Sie, dass sich Geist und Körper stets gegenseitig beeinflussen. Sobald Ihr Körper entspannt ist, wird auch Ihr Geist immer ruhiger. Ein ruhiger Geist fördert wiederum die Entspannung in Muskeln und Sehnen und bewirkt ruhigere und tiefere Atemzüge.

Als Vorübung können Sie im Grunde auf alle Ihnen bekannten Entspannungsmöglichkeiten zurückgreifen. Man kann beispielsweise den Körper in Abschnitte unterteilen und die einzelnen Körperbereiche langsam von oben nach unten sowie von unten nach oben bewusst entspannen (bei hohem Blutdruck zweimal von oben nach unten, bei niedrigem zweimal von unten nach oben).

Eine weitere Möglichkeit besteht darin, sich vorzustellen, man säße unter einem warmen Wasserfall oder einer warmen Dusche. Man versucht zu spüren, wie das Wasser sanft vom obersten Punkt des Kopfes den Körper entlang nach unten gleitet. Spüren Sie dabei das Wasser auf dem Gesicht, zwischen den Fingern bis hinunter zu den Zehen. Lassen Sie es an allen vier Körperseiten sanft hinunterfließen und spüren Sie, wie sich die Verspannungen lösen und weggeschwemmt werden. Diese Visualisierungsübung können Sie auch gut als eigenständige Übung tagsüber praktizieren, um sich beispielsweise zwischen Terminen zu entspannen.

Lassen Sie während einer Schwangerschaft die Konzentration auf den Bauchbereich aus.

Hauptübungen

Die Hauptübungen können Sie in beliebiger Reihenfolge und Anzahl anwenden. Unterschieden werden die Übungen in bewegte und stille Formen sowie Massageübungen.
Der Kopf sollte während der Übungen stets aufrecht gehalten werden und gedanklich an seinem obersten Punkt »am Himmel aufgehängt« sein (außer natürlich im Liegen). Dies sorgt für eine optimale Haltung der Wirbelsäule, die ein Aufsteigen des Qi im Körper begünstigt. Bedenken Sie, dass der Mensch ein Energiekörper ist und daher wie eine Batterie zwei Pole benötigt, damit Energie in ihm fließt. Diese zwei Pole sind in unserem Fall die Himmelsenergie (Yang), die über den obersten Punkt des Kopfes, und die Erdenergie (Yin), die über zwei Punkte auf der Fußsohle, die sogenannte »sprudelnde Quelle« (Akupunkturpunkt Niere 1, siehe Seite 25), aufgenommen wird.
Wenn Sie möchten, können Sie die Übungen auch mit geschlossenen Augen durchführen. Atmen Sie natürlich, stetig aufeinanderfolgend und sanft fließend ein und aus. Vermeiden Sie zu schnelles und unregelmäßiges Atmen und atmen Sie nicht bis zum Anschlag.
Ablenkungen von der Übungspraxis kommen nicht nur von innen in Form von Gedanken. Sorgen Sie am besten dafür, ungestört zu sein und schalten Sie das Telefon und andere elektrische Geräte aus. In der daoistischen Lehre findet man oft den Begriff der »fünf Diebe«. Gemeint sind hiermit Augen, Ohren, Nase, Zunge und Körper, durch die der Mensch Sinneseindrücke wahrnimmt – diese können ihn so sehr in den Bann ziehen, dass er seine Aufmerksamkeit nach außen richtet. Sobald dies geschieht, nimmt die Verbindung mit dem Selbst ab, der Körper verliert Energie und wird geschwächt. Nehmen Sie daher Geräusche oder optische Eindrücke während der Übung lediglich wahr, aber konzentrieren Sie sich nicht auf sie. Bleiben Sie bei sich. Wenden Sie sich keinen Geräuschen zu und fixieren Sie nichts mit Ihrem Blick, wenn Sie die Übungen mit offenen Augen durch-

führen. Mit der Zeit wird es Ihnen gelingen, aufmerksam, wach und eins mit der Übung zu sein, sodass äußere Einflüsse Sie nicht mehr stören oder ablenken. Dies ist insbesondere bei den stillen Übungen von Bedeutung. Empfehlenswert ist es, verstärkt diejenigen Hauptübungen auszuführen, mit deren korrekter Ausführung Sie anfangs Schwierigkeiten haben. Schwierigkeiten oder ein unangenehmes Gefühl treten oftmals dann auf, wenn in dem entsprechenden oder dazugehörigen Körperbereich ein Energieungleichgewicht herrscht. Manchmal ist es daher sinnvoll, besonders die Übungen zu machen, die einem nicht so viel Spaß bereiten – meistens sind sie es, die Blockaden lösen können. Ansonsten können Sie alle Übungen beliebig oft in beliebiger Reihenfolge durchführen. Empfehlenswert ist ein Übungsprogramm aus bewegten und stillen Übungen. Es ist jedoch ganz Ihrem eigenen Gefühl überlassen. Achten Sie darauf, dass Ihre Hände und Beine während der stillen Übungen nicht verschränkt sind.

BEWEGTE ÜBUNGEN

Bei den bewegten Übungen handelt es sich um Bewegungsabfolgen, bei denen Sie keine bestimmten Bereiche fest drücken oder massieren müssen. Kinder und Erwachsene können die bewegten Übungen unmittelbar aufeinanderfolgend und zeitlich uneingeschränkt ausführen.

STILLE ÜBUNGEN

Bei den sogenannten stillen Übungen handelt es sich um Übungen, bei denen Sie mental arbeiten, ohne den Körper zu bewegen. Es sind Visualisierungsübungen, mit denen Sie im Grunde lernen, das Qi zu leiten und zeitgleich Ihre mentalen und auch körperlichen Fähigkeiten schulen. Indem man sich beispielsweise auf einen Windhauch konzentriert, der durch eine Körperstelle weht, sorgt man dafür, dass die entsprechende Körperstelle zugleich mit mehr Qi versorgt wird. Hier wirkt das Prinzip, dass Energie immer der Aufmerksamkeit folgt. Auch die stillen Übungen können Kinder

und Erwachsene unmittelbar aufeinanderfolgend und zeitlich uneingeschränkt ausführen.
Wenn Sie die Übung als zu intensiv empfinden, führen Sie sie mit sanfterer Vorstellung aus und steigern Sie die Übungszeit langsam.

MASSAGEÜBUNGEN

Die Massagetechniken können Sie im Grunde so oft wiederholen, wie Sie möchten. Ziel ist es, den Energiefluss über bestimmte Körperpunkte (Akupunkturpunkte) auszugleichen. Als Richtwert kann man sie drei- bis viermal täglich bei akuten, alle zwei Tage bei chronischen Beschwerden durchführen. Die Massagedauer kann zwischen wenigen Minuten bis hin zu einer halben Stunde schwanken. Sie richtet sich individuell nach der Übenden – massieren Sie so lange, wie Sie sich wohlfühlen. Überstrapazieren Sie die Punkte jedoch nicht, denn eine längere Stimulation ist nicht zwangsläufig effektiver. Je jünger man ist, desto leichter beziehungsweise schneller lösen sich in der Regel Energieungleichgewichte auf. Gleiches gilt für Beschwerden, die noch nicht chronisch sind. Seien Sie jedoch nicht ungeduldig, falls die Wirkung nicht unmittelbar spürbar ist, selbst wenn sie unter Umständen mehrere Wochen auf sich warten lässt.
Lassen Sie zwischen den Massagen etwa fünf Minuten verstreichen, damit sie erst einmal auf den Körper einwirken können, und fahren Sie dann erst mit der nächsten Übung fort. Bei der Drucktechnik üben Sie (z. B. mit der Fingerkuppe) einen festen Druck auf den jeweiligen Akupunkturpunkt aus. Gehen Sie mit jeder Ausatmung etwas tiefer in den Punkt hinein. Alternativ können Sie, während Sie Druck ausüben, langsam (beinahe im Zeitlupentempo) in kleinen Kreisen zehn bis 90 Sekunden im Uhrzeigersinn (tonisierende aufbauende Wirkung), dann dieselbe Zeitspanne (alternativ: etwa zwei Drittel der Zeitspanne) gegen den Uhrzeigersinn (ableitende dämpfende Wirkung) kreisen und abschließend dreimal auf den Punkt drücken (stimulierende Wirkung). Mit den kreisenden Bewegungen ist es möglich, gestautes Qi zu lösen, mit dem Drücken wird Qi in die jeweilige Energieleit-

bahn »gezogen«. Führen Sie die drei Bewegungen direkt hintereinander aus, bewirkt dies einen Ausgleich der Yin- und Yang-Kräfte des entsprechenden Körperbereichs. Atmen Sie während des Drückens aus und ein, wenn Sie dem Druck nachgeben. Behalten Sie während der ganzen Zeit durchgehend den Körperkontakt zwischen dem Punkt und dem drückenden Finger bei.

Eine weitere mögliche Technik ist das sogenannte Punktieren, bei dem Sie mit der Zeigefingerkuppe klopfende Bewegungen auf den jeweiligen Energiepunkt ausüben. Klopfen Sie mit der Fingerkuppe einige Minuten rhythmisch auf den jeweiligen Punkt. Bei einem Energieungleichgewicht ist der jeweilige Energiepunkt oft reizempfindlicher als die umgebenden Punkte. Der Bereich, der am reizempfindlichsten ist, ist meist der, der für das Beheben des Energieungleichgewichts behandelt werden sollte.

Wichtig ist es, dass Sie (sofern nicht anders angegeben) alle Punkte immer an beiden Körperhälften bearbeiten – jedoch nacheinander und nicht gleichzeitig. Die Energieleitbahnen (Meridiane), auf denen die Punkte liegen, verlaufen symmetrisch am Körper und die Massage der Punkte auf der linken und rechten Körperseite fördert das Wiederherstellen des Energiegleichgewichts von Yin und Yang.

Es kann vorkommen, dass ein Energiepunkt auf einer Körperseite sehr empfindlich ist und schmerzt, während Sie auf der anderen Seite nichts spüren. Dies deutet auf eine Qi-Stauung auf der schmerzenden Körperseite und einen gleichzeitigen Energiemangel auf der unempfindlichen Körperseite hin. Ein Massieren der Akupunkturpunkte auf beiden Körperseiten fördert den Ausgleich dieses Energieungleichgewichts. Gerne können Sie zusätzlich zu den Hauptübungen (ab Seite 53) Akupunkturpunkte massieren, die mit einem bestimmten Beschwerdebild in Verbindung stehen. Einige Beschwerdebilder sind ab Seite 120 mit den geeigneten Übungen aufgelistet. Erkundigen Sie sich bei Interesse zusätzlich bei erfahrenen Therapeuten, da man in vielen Fällen über eine Kombination mehrerer Punkte eine gute Wirkung erzielen kann.

Bei der Zusammenstellung der Übungen für Ihre eigene Übungspraxis sind Sie frei. Sie können sich beliebige Übungen heraussuchen und diese in beliebiger Reihenfolge so oft Sie möchten ausführen.

Nachübung

Die Nachübung bildet den Abschluss jeder Übung. Sie ist wichtig, da sie das aktivierte Qi aus der Peripherie zurück in das mittlere Dantian (siehe Seite 40/41) leitet. Wenn man die Nachübung auslässt, kann das Energiezentrum oftmals nicht optimal mit dem während der Hauptübung gelösten, aufgenommenen und aktivierten Qi angereichert werden. Der Qi-Fluss wird bei einem plötzlichen Beenden der Übung zu abrupt gestoppt. Das ist vergleichbar mit dem unbehaglichen Gefühl, wenn man unsanft aus dem Tiefschlaf gerissen wird.
Die Nachübung beginnt mit dem inneren Vorsatz, das Üben abzuschließen. Dies ist vom energetischen Standpunkt aus wichtig, da hiermit die Vorstellung gezielt von der Übung und seinen Wirkungen abgezogen und auf den Abschluss und das Sammeln des Qi gerichtet wird. Hierauf folgt idealerweise ein dreimaliges Öffnen-Schließen und ein etwa fünf- bis zehnminütiges ruhiges Sitzen oder Liegen, währenddessen Sie sich auf das mittlere Dantian (etwa zwei Daumenbreit unter dem Bauchnabel, etwa sechs Zentimeter im Körperinneren) konzentrieren. Während der Monatsblutung und Schwangerschaft konzentrieren Sie sich auf die Mitte des Brustkorbs. Selbst wenn die Nachübung nur ganz kurz gehalten wird, sollte sie nie ganz vernachlässigt werden. Wie bei der Vorübung gilt jedoch grundsätzlich auch hier: lieber länger als kürzer!

氣

DIE HAUPTÜBUNGEN

»Es genügt nicht, zum Fluss zu kommen, mit dem Wunsch, Fische zu fangen, man muss auch das Netz mitbringen«

Lichtdusche

Stehen Sie bequem, die Füße parallel zueinander, und versuchen Sie, Geist und Körper zu entspannen. Stellen Sie sich nun vor, dass Sie während der Einatmung Licht (in einem warmen, zarten Farbton) über den obersten Punkt Ihres Kopfes in Ihren Körper aufnehmen. Lassen Sie das Licht sanft in kreisenden Bewegungen durch Kopf, Hals, Brust, Bauch, Oberschenkel, Knie und Unterschenkel bis zu den Füßen fließen. Stellen Sie sich vor, wie Sie während der Ausatmung unbrauchbares Qi sowie Spannungen und Blockaden über die Fußsohlen tief in die Erde schicken.

Halten Sie, wenn es möglich ist, vor der Ausatmung die Luft noch einmal kurz an und gehen Sie den ganzen Körper von oben bis unten noch einmal mit einem imaginären, reinigenden Licht durch, welches alle restlichen Spannungen, Blockaden, unangenehmen Emotionen und fremden Einflüsse bindet. Schicken Sie es bei der anschließenden Ausatmung in die Erde. Bei der Ausatmung können Sie sich auch vorstellen, dass graues Licht Ihren Körper verlässt.

Wenn Sie möchten, können Sie diese Übung auch mit einem Schütteln verbinden. Schütteln Sie dazu den ganzen Körper sanft, bis er sich nach einigen Minuten wie von selbst schüttelt. Durch die Schüttelbewegung können Sie den Körper dabei unterstützen, dass Blockaden aufgelockert und mit der Ausatmung leichter ausgeschieden werden.

Bei beiden Übungsvarianten ist der Zeitraum, in dem der Atem (ohne zu viel Spannung) angehalten wird, wichtig. Bei der Einatmung nehmen Sie Licht auf, während des Atemanhaltens lassen Sie den Körper noch einmal innerlich vom Licht reinigen, bei der Ausatmung schicken Sie die gelösten

Spannungen und die »negative« Energie durch die Fußsohlen tief in die Erde. Führen Sie dies mehrere Male durch und stellen Sie sich zum Abschluss den Körper klar, rein und durchsichtig, ähnlich wie einen Kristallkörper, vor. Bleiben Sie einige Minuten in diesem Zustand, während Sie ruhig weiteratmen.

Achtung: Führen Sie diese Übung (sowie untenstehende Variante) bitte nicht während der Schwangerschaft aus!

ÜBUNGSVARIANTE

Diese Übungsvariante der Lichtdusche nimmt mehr Zeit in Anspruch und kann gut auch im Sitzen ausgeführt werden. Auch hier nehmen Sie während der Einatmung warmes, zartes Licht über den obersten Punkt des Kopfes auf. Wenn es Ihnen angenehm ist, kann das Licht einen leichten Rotton aufweisen. Es sollte jedoch keine kräftige, sondern eher eine transparente und sanfte Farbe sein.

Atmen Sie die ganze Übung hinweg ruhig und natürlich weiter, ohne dem Atem große Beachtung zu schenken. Lassen Sie das Licht langsame, sanft kreisende Bewegungen in Ihrem Kopf durchführen – vorne, hinten, links und rechts. Lassen Sie es nach einiger Zeit in den Hals absinken und sich erst einige Atemzüge hinweg zwischen Körpervorder- und -rückseite, dann zwischen linker und rechter Körperseite und zuletzt kreisend in alle Richtungen bewegen. Achten Sie darauf, dass sich das Licht sanft in kleinen und langsamen Kreisen bewegt. Vom Hals aus lassen Sie es in die Lungenflügel absinken und bewegen es dort auf und ab (nur in vertikaler Richtung, nicht nach links und rechts). Führen Sie es dann in den oberen Bauchbereich, in dem sich der Magen befindet, und lassen Sie es zuerst in der Vertikalen (oben-unten), dann in der Horizontalen (links-rechts) und anschließend kreisend in alle Richtungen bewegen. Lassen Sie es dann in den Unterbauch absinken und wiederholen Sie die Bewegungen, die Sie bereits im Oberbauch durchgeführt haben. Anschließend lassen Sie das Licht in die Oberschenkel fließen (dort nur auf und ab bewegen), kurz in

die Knie (alle Bewegungsrichtungen sanft vorstellen) und Unterschenkel. Lassen Sie es abschließend in die Füße absinken, wo keine Bewegungen mehr stattfinden.
Sind Sie in Ihrer Vorstellung bei den Füßen angekommen, lassen Sie alles Trübe (Spannungen und Blockaden), das während der Übung gelöst wurde, gedanklich durch die Fußsohlen tief in die Erde sinken. Bei dieser Übungsvariante reicht ein Durchgang. Bleiben Sie jedoch am Ende der Übung zehn bis 15 Minuten ruhig stehen oder sitzen und stellen Sie sich Ihren Körper rein, klar und durchsichtig scheinend vor.

Verwurzeln

Diese Übung fördert Ihre Zentrierung, Standfestigkeit, Erdung sowie Selbstsicherheit. Daher ist sie auch für junge Mädchen und Frauen empfehlenswert. Sie unterstützt Sie dabei, Ihren Standpunkt zu vertreten und sich nicht von Autoritäten einschüchtern zu lassen.
Stehen Sie bequem, die Füße parallel zueinander, und konzentrieren Sie sich auf Ihre Fußsohlen. Versuchen Sie, die ganze Auflagefläche der Fußsohlen gleichmäßig wahrzunehmen und sich vorzustellen, Sie würden leicht in die Erde einsinken und sich mit ihr verbinden. Richten Sie Ihre Aufmerksamkeit dann auf die Akupunkturpunkte Niere 1 (siehe Seite 25) und stellen Sie sich vor, dass durch diese Punkte Wurzeln in die Erde wachsen – erst einige Zentimeter, dann einen halben Meter, einen Meter, zwei Meter und noch tiefer. Versuchen Sie, eine Einheit mit der Erde zu bilden, gleich einem stabilen Baum, der trotz starker Stürme in der Erde verwurzelt bleibt. Halten Sie diese Vorstellung, solange sie Ihnen guttut. Diese Übung eignet sich auch in Kombination mit der Lichtdusche (siehe Seite 54). Führen Sie in dem Fall zuerst das Verwurzeln und anschließend die Lichtdusche durch.

ERWEITERUNG

Wenn Sie bereits einige Übungspraxis im Verwurzeln haben, können Sie folgende Erweiterung der Übung versuchen und nicht nur das Verwurzeln allein, sondern beide Übungen zusammen ausführen.

Stellen Sie sich aufrecht hin, die Füße schulterbreit auseinander, und entspannen Sie Körper und Geist so gut wie möglich. Dies ist insbesondere bei dieser Erweiterung sehr wichtig. Nehmen Sie sich einige Minuten und beobachten Sie Ihren Atem mit geschlossenen Augen (bei Gleichgewichtsstörungen Augen offen lassen). Führen Sie dann einige Augenblicke die Übung Verwurzeln durch.

Lassen Sie anschließend die Vorstellung los und versuchen Sie, Ihren ganzen Körper wahrzunehmen und zu spüren. Fragen Sie ihn, welche Kraft (beispielsweise die eines Baumes, einer Pflanze, der Sonne, des Wassers, der Erde) ihm am wohlsten täte. Stellen Sie diese Frage einfach »in den Raum« und arbeiten Sie mit dem ersten intuitiv aufkommenden Bild oder Wort. Stellen Sie sich vor, wie Sie diese Kraft über die Fußsohlen und Fingerspitzen sowie nach einigen Atemzügen mit jeder Pore Ihres Körpers in Ihren Bauchbereich aufsaugen. (Bei Beschwerden und Erkrankungen in diesem Körperbereich sowie während der Schwangerschaft saugen Sie die Kraft in den Bereich der Brustmitte.) Leiten Sie sie bei der Ausatmung gedanklich in den Körperbereich, von dem Sie meinen, dass er diese Kraft am meisten benötigt. Alternativ können Sie sich auch vorstellen, dass sie sich im gesamten Körper gleichmäßig ausbreitet.

Beten wie Buddha

Diese Übung eignet sich sehr gut, um sich zu zentrieren und innezuhalten. Setzen Sie sich mit aufrechter Wirbelsäule bequem hin. Legen Sie Ihre rechte Hand nah am Körper mittig auf Ihre Beine, sodass die Kleinfingerkante am Körper anliegt und die Handfläche nach oben zeigt. Die linke Hand heben Sie so vor die Mittellinie des Körpers auf Herzhöhe, dass Ihre Finger nach oben zeigen. Halten Sie diese Position einige Minuten lang und beobachten Sie Ihren Atem, möglichst ohne ihn zu beeinflussen.

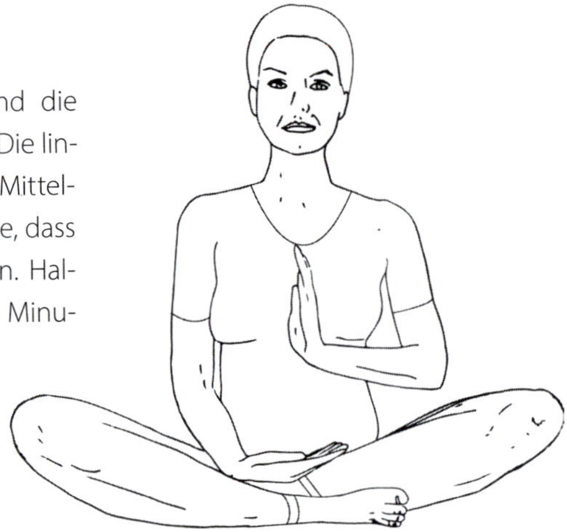

Lotosblüte öffnet und schließt sich im Dantian

Die folgende Übung unterstützt alle Organe im Bauchbereich, so auch Gebärmutter und Eierstöcke. Wenn schwere Erkrankungen in diesen Organen vorliegen, führen Sie die Übung bitte nur sehr sanft und kurz aus. Während der Schwangerschaft lassen Sie sie ganz weg und weichen auf die untenstehende Übungsvariante »Brustmitte« aus; ebenso während der Menstruation, wenn diese zu stark ist.

Setzen Sie sich aufrecht und bequem auf einen Stuhl oder den Boden und entspannen Sie sich körperlich und geistig. Gerne können Sie die Übung auch im Liegen durchführen. Legen Sie Ihre Hände entweder auf die Oberschenkel oder in der folgenden Handhaltung auf den Bauch: Legen Sie die Hände so auf den Bauch, dass sich die rechte Hand unten, die linke oben befindet. Der Laogong-Punkt der rechten Hand (Bild 1) liegt dabei ungefähr zwei Daumenbreit unter dem Nabel auf der Mittelachse des Körpers. Am Auflagepunkt befindet sich ein wichtiges Energiezentrum (siehe Seite 40–41), welches Sie in dieser Übung mit Qi anreichern. Anschließend

legen Sie die linke auf die rechte Hand, wobei sich die Laogong-Punkte beider Hände etwa auf gleicher Höhe befinden sollten.
Stellen Sie sich das Innere Ihres Körpers als Hohlraum vor. Stellen Sie sich zudem etwa zwei Daumenbreit unter dem Nabel und etwa sechs Zentimeter im Körperinneren (Bild 2) eine helle, zarte Lotosblüte vor. Atmen Sie sanft ein und aus. Stellen Sie sich dabei vor, dass sich die Blätter der Lotosblüte bei der Ausatmung langsam, sanft und gleichzeitig in alle Richtungen öffnen. Bei der Einatmung schließen sie sich wieder, wobei sie erst in die Mitte zusammengeführt und dann sanft von oben nach unten in die Mitte der Lotosblüte gezogen werden.
Wiederholen Sie die Übung mehrere Male. Lassen Sie die Lotosblüte nach einigen Atemzügen etwas größer werden und wiederholen Sie die Übung erneut mehrmals. Lassen Sie dann die Lotosblüte erneut etwas größer werden und wiederholen Sie dies so oft, bis die imaginäre Lotosblüte den ganzen Bauchraum ausfüllt, wobei sich die obere Grenze ungefähr auf Magenhöhe befindet. Lassen Sie dann die Lotosblüte wieder schrittweise kleiner werden, wobei Sie bei jeder Größe einige Augenblicke bis Minuten verweilen.

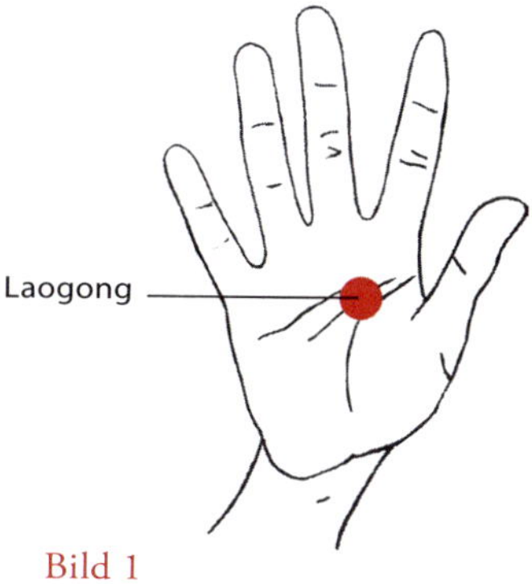

Bild 1

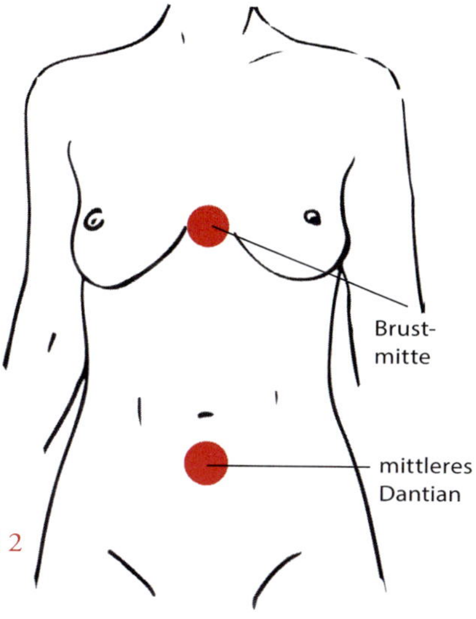

Bild 2

Beginnen Sie also immer mit einer kleinen Lotosblüte und schließen Sie die Übung auch stets mit einer kleinen Lotosblüte ab. Bei Zeitmangel können Sie die Übung auch nur mit der Vorstellung einer kleinen Lotosblüte ausführen. Die Übung können Sie so lange machen, wie es für Sie angenehm ist.

Alternativ zur Lotosblüte können Sie einen Ball visualisieren, der sich bei der Ausatmung gleichmäßig in sechs verschiedene Richtungen (oben, unten, links, rechts, vorne, hinten) ausdehnt und bei der Einatmung sanft in sich zusammenfällt.

Wenn Sie vertraut mit dieser Übung sind und ein Gefühl für Ihr Energiezentrum im Bauchbereich entwickelt haben, können Sie sich im Alltag in unangenehmen Situationen gedanklich mit diesem Bereich verbinden und dann beispielsweise versuchen, dort hinein zu atmen, während Sie sich in einem Gespräch befinden. Das unterstützt dabei, zentrierter und mehr »bei sich« zu bleiben, sodass negative Einflüsse und Manipulationen von außen weniger stark aufgenommen werden.

ÜBUNGSVARIANTE: BRUSTMITTE

Während einer Schwangerschaft oder bei schweren Erkrankungen im Bauchbereich können Sie auf diese Variante der Übung ausweichen. Zudem können Sie die Variante bei Beschwerden im Brustbereich (beispielsweise Engegefühl in der Brust, Atemlosigkeit, Brustdrüsenentzündungen, geringe Laktation) anwenden.

Legen Sie, wenn Sie möchten, Ihre Hände (rechte Hand unten, linke oben) in Herzhöhe auf das Brustbein (**Bild 2**, siehe Seite 59 rechts). Dort befindet sich ein wichtiges Energiezentrum, in welchem Sie ebenfalls Qi speichern können. Achten Sie darauf, Schultern und Arme dabei entspannt zu lassen und nicht hochzuziehen.

Führen Sie die Übung wie oben beschrieben aus, jedoch mit dem Unterschied, dass Sie sich statt auf den Bauchbereich auf die Brustmitte konzentrieren.

ÜBUNGSVARIANTE: ORGANE

Um Organe zu stärken, können Sie die Übung so ausführen, dass Sie sich das Öffnen und Schließen der Lotosblüte (oder des Balls) jeweils in den Organen vorstellen, die Sie stärken möchten. Liegt eine schwere Erkrankung des jeweiligen Organs vor, führen Sie die Übung bitte nur sehr sanft und kurz aus.

ÜBUNGSVARIANTE: WÄHREND DER WECHSELJAHRE

Zur Unterstützung bei Wechseljahresbeschwerden können Sie sich jeweils eine Lotosblüte (oder einen Ball) im Bauchbereich – beziehungsweise mittleren Dantian – und einem Energiezentrum, welches sich etwa auf Brustmitte befindet, vorstellen. Während sich die eine Lotosblüte (oder Ball) schließt, öffnet sich die andere und umgekehrt.

ÜBUNGSVARIANTE: VERBUNDENE ORGANE

Eine weitere Übungsvariante besteht darin, sich jeweils Leber und Gebärmutter vorzustellen. Während sich die Lotosblüte in der Gebärmutter schließt, öffnet sich jene in der Leber und umgekehrt. Führen Sie maximal 36 Wiederholungen durch.

Führen Sie diese Übung bitte nicht während der Schwangerschaft aus.

ERWEITERUNG: EINATMEN DER SONNE

Diese Übungserweiterung eignet sich dafür, den Körper mit Qi anzureichern, ihn zu harmonisieren und zu wärmen. Führen Sie sie aus, wenn Sie bereits Erfahrung mit der Übung »Lotosblüte öffnet und schließt sich im Dantian« (bzw. Übungsvariante Brustmitte, siehe Seite 60) gesammelt haben.

Stellen Sie sich bequem hin, die Füße parallel zueinander, und schließen Sie die Augen. An Tagen, an denen die Sonne nicht zu stark ist, können Sie auch in der freien Natur in der Sonne üben. Ansonsten stellen Sie sich gedanklich eine sanft wärmende Sonne vor.

Führen Sie über einige Atemzüge hinweg die Übung »Lotosblüte öffnet und schließt sich im Dantian« (bzw. Übungsvariante Brustmitte, siehe Seite 60) aus. Lassen Sie dann die Vorstellung los und konzentrieren Sie sich einige Minuten lang auf die Wärme und das Licht der Sonne. Spüren Sie die wärmenden Sonnenstrahlen auf Ihrem Gesicht und durch die Kleidung hindurch am ganzen Körper. Konzentrieren Sie sich anschließend wieder einige Atemzüge auf Ihr mittleres Dantian (bzw. Ihre Brustmitte) und nehmen Sie während der Einatmung das Licht und die Wärme der Sonne wahr. Während der Ausatmung saugen Sie gleichmäßig und sanft wie der Abfluss eines Waschbeckens durch alle Poren des Körpers das Licht und die Wärme in das mittlere Dantian (bzw. die Brustmitte). Führen Sie dies einige Atemzüge hinweg aus.
Um die Übung abzuschließen, achten Sie nur noch auf Ihren Atem und nehmen Sie die Wärme der Sonnenstrahlen auf Gesicht und Körper lediglich wahr. Sobald Sie das Gefühl haben, dass sich Körper und Atem beruhigt haben beziehungsweise das Qi sich gesetzt hat, das in der Übung aktiviert wurde, öffnen Sie langsam Ihre Augen. Versuchen Sie, Ihre Umgebung nicht sofort zu fixieren, sondern wie in einem Tagtraum durch Wände oder Gegenstände vor Ihnen durchzusehen und nur langsam wieder an Ort und Stelle »anzukommen«.

Verbinden von Feuer und Wasser

Bei dieser Übung sollen die Energien des Herzens (Feuer) und der Gebärmutter (Wasser) miteinander verbunden werden. Dies fördert eine geregelte Menstruation, dient der Gesunderhaltung der Gebärmutter, beugt Frauenkrankheiten vor und unterstützt bei unerfülltem Kinderwunsch.
Nicht angewendet werden sollte die Übung während der Schwangerschaft.
Setzen Sie sich bequem mit aufrechter Wirbelsäule hin und atmen Sie

gedanklich sanft über die Stirn oder die Brustmitte warmes Licht ein. Lassen Sie es in den linken Brustbereich fließen, ohne sich zu stark auf das Herz selbst zu konzentrieren, und spüren Sie eine sanfte Wärme in dem Bereich. Lenken Sie mit der Ausatmung das warme Licht und die Energie des Herzens langsam und sanft fließend in die Gebärmutter. Wiederholen Sie diese Vorstellung so lange, bis Sie eine Verbindung zwischen Herz und Gebärmutter oder eine spürbare Wärme wahrnehmen.
Schließen Sie die Übung ab, indem Sie sich auf das mittlere Dantian (siehe Seite 40–41) konzentrieren, welches sich etwa zwei Daumenbreit unter dem Bauchnabel und etwa sechs Zentimeter im Körperinneren befindet. Atmen Sie einige Atemzüge in diesen Bereich und stellen Sie sich vor, wie sich der Bereich mit jedem Atemzug ausdehnt und zusammenzieht.

Verbinden von Laogong und Brustmitte

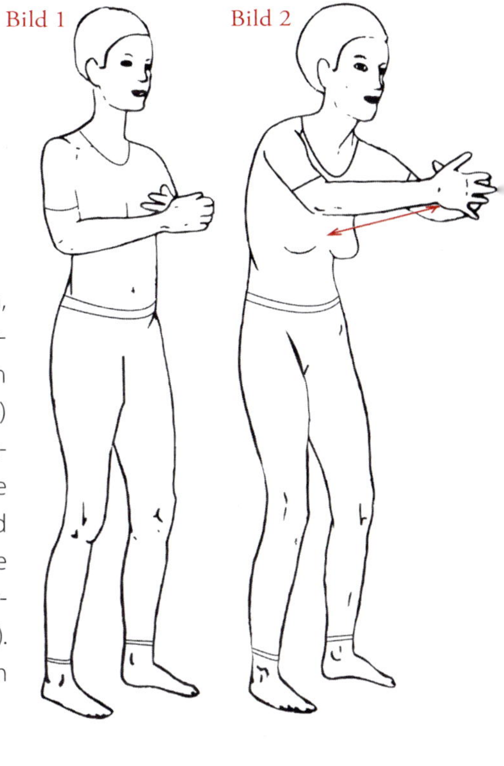

Stellen Sie sich bequemen hin, die Füße parallel und schulterbreit auseinander. Legen Sie den Laogong-Punkt (siehe Seite 59) der linken Hand vor Ihre Brustmitte und halten Sie die rechte Handfläche mit etwas Abstand so vor die linke, dass sich die Laogong-Punkte auf etwa derselben Höhe befinden (Bild 1). Bewegen Sie die Hände beim

Ausatmen locker in einer geraden Linie vom Körper weg. Sie können sich dabei vorstellen, Sie würden einen feinen Faden sanft auseinanderziehen (Bild 2 , siehe Seite 63). Führen Sie die Hände beim Einatmen zurück vor die Brustmitte, wobei Sie sich vorstellen können, dass Sie dabei eine Feder sanft zusammendrücken. Behalten Sie etwas Abstand zum Oberkörper bei und wiederholen Sie die Übung, bis Sie sie insgesamt 36-mal ausgeführt haben. Wechseln Sie dabei gerne die Position der Hände. Bewegen Sie während der Bewegung der Hände die Schultern, Oberkörper und die Wirbelsäule sanft mit.

Verbinden von Himmel und Erde

Stellen Sie sich bequem hin, die Füße parallel und schulterbreit auseinander. Heben Sie die Hände beim Einatmen auf Höhe der Ohren neben den Kopf (Bild 1). Machen Sie dabei leichte Hohlfäuste, wobei die Handrücken nach hinten zeigen. Die Ellenbogen zeigen zur Seite, die Oberarme sind tendenziell waagrecht.

Führen Sie Ihre Ellenbogen bei der Ausatmung vor den Körper, während Sie den Oberkörper nach vorne neigen und den Rücken rund machen (Bild 2). Richten Sie sich beim Einatmen auf, während Sie die Ellenbogen zur Seite und die Hände in leichter Hohlfaust neben die Ohren bewegen.

Lassen Sie beim nächsten Ausatemzug den Kopf leicht (nicht zu sehr!) nach hinten sinken und ziehen Sie zeitgleich Ellenbogen und Hände nach hinten, sodass sich ein leichtes Hohlkreuz bildet. Führen Sie diese Bewegung sanft aus, jedoch so, dass sich der Brustraum weitet und der Bauchbereich sich dehnt. Kommen Sie beim Einatmen langsam wieder in die Normalhaltung zurück. Führen Sie dies insgesamt dreimal aus.

Senken Sie Ihre Hände anschließend langsam vor das mittlere Dantian, während Sie die Hohlfäuste öffnen (Bild 3). Die Handflächen zeigen nach

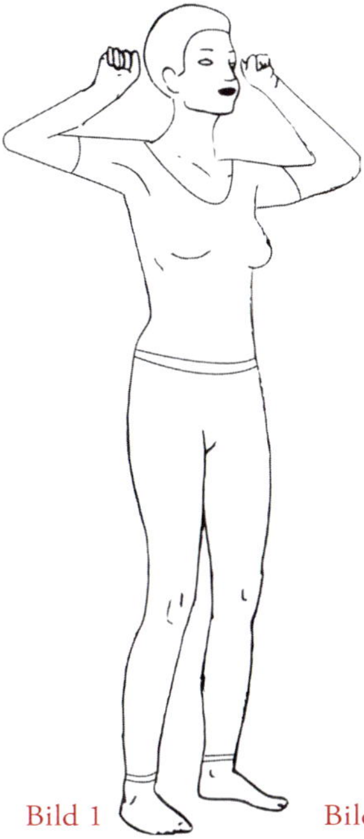

Bild 1

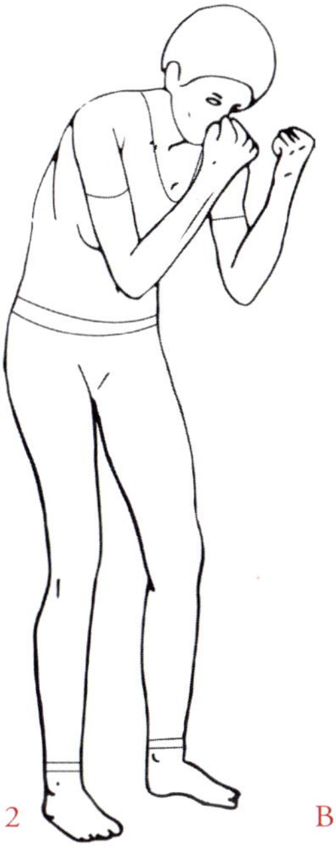

Bild 2

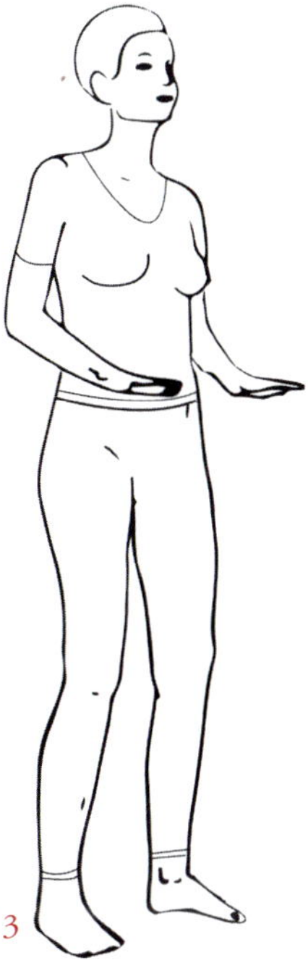

Bild 3

unten. Halten Sie kurz inne und heben Sie die Hände dann entlang der Mittelachse des Körpers nach oben bis über den Kopf, wobei die Handflächen erst nach oben, etwa ab Halshöhe zum Körper und über dem Kopf zueinander zeigen.

Halten Sie in dieser Endposition, bei der die Finger zum Himmel zeigen, kurz inne und machen Sie eine kreisende Bewegung mit den Händen, so als wollten Sie über sich etwas einsammeln (**Bild 4** , siehe Seite 66).

Senken Sie die Hände dann erneut an der Mittelachse des Körpers entlang nach unten bis zu den Füßen. Die Handflächen können dabei zum Körper oder nach oben zeigen. Lassen Sie, wenn Ihre Hände auf Bodenhöhe angekommen sind, Oberkörper und Arme locker nach vorne hängen. Führen Sie erneut eine zeitgleiche kreisende Bewegung mit den Händen aus, so als wollten Sie etwas auf Bodenhöhe einsammeln. Lassen Sie dabei den ganzen Körper locker vornübergebeugt hängen (**Bild 5** , siehe Seite 66).

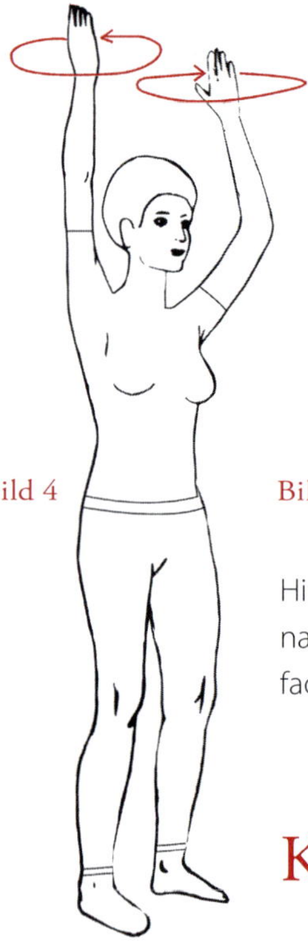

Bild 4

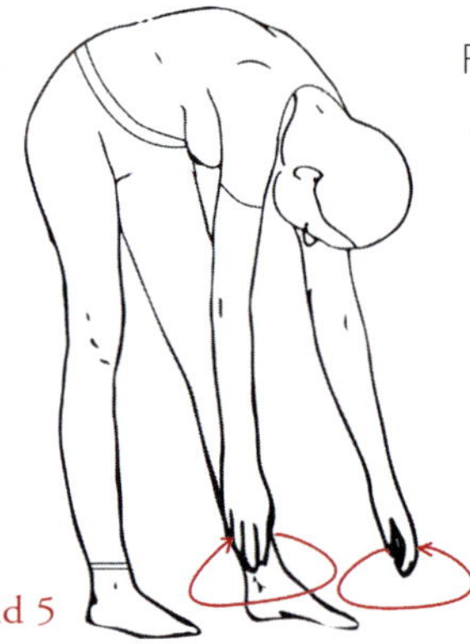

Bild 5

Führen Sie die Hände dann wieder an der Mittellinie nach oben. Wenn sie über dem Kopf in ihrer Endposition angekommen sind, können Sie »beim Einsammeln« den Rücken sanft durchstrecken und Ihren Blick zum Himmel richten. Führen Sie den Übungsabschnitt nach **Bild 4 und 5** insgesamt neunmal (oder ein Vielfaches hiervon) aus.

Kompressionsatmung

Stellen Sie sich bequem hin, die Füße schulterbreit auseinander. Atmen Sie sanft ein und ziehen Sie bei der Ausatmung die Beckenbodenmuskeln (Vagina, Anus und Damm) nach oben, während Sie zeitgleich versuchen, das Zwerchfell nach unten zu drücken. Diese Übung können Sie so oft ausführen, wie es für Sie angenehm ist.

Verbinden von Nieren und Knien

Setzen Sie sich bequem mit aufrechter Wirbelsäule auf das vordere Drittel eines Stuhls oder auf die Bettkante. Entspannen Sie Körper und Geist so gut wie möglich. Ziehen Sie dann während der Einatmung den After, die Beckenbodenmuskulatur, beide Nieren und das sogenannte Tor des Lebens (welches sich auf der Körperrückseite direkt »gegenüber« dem Bauchnabel, zwischen dem zweiten und dritten Lendenwirbel befindet) – gegebenenfalls nur in der Vorstellung – zur Bauchmitte im Inneren des Körpers. Entspannen und lösen Sie den Zug (beziehungsweise Sog) beim Ausatmen.

Wiederholen Sie diese Übung nun sanft, bis Sie sie insgesamt 36-mal ausgeführt haben. Dieser Teil der Übung stärkt nicht nur Ihre Beckenbodenmuskulatur, sondern er kann auch bei Organsenkungen unterstützend wirken.

Richten Sie Ihre Aufmerksamkeit zum Abschluss des Übungsabschnittes auf das mittlere Dantian (siehe Seite 40–41) und führen Sie einige Atemzüge durch, mit denen Sie gefühlt in diesen Bereich hineinatmen. Lassen Sie den Bereich bei der Ausatmung sich in alle Richtungen ausdehnen und bei der Einatmung sanft zusammenziehen. Gehen Sie nach einigen Minuten während der letzten Ausatmung mit der Aufmerksamkeit zum Kreuzbein. Gedanklich können Sie dabei Licht oder Energie vom mittleren Dantian in das Kreuzbein fließen lassen. Atmen Sie nun einige Atemzüge lang auf dieselbe Weise in Ihr Kreuzbein.

Lassen Sie in Ihrer Vorstellung mit der letzten Ausatmung sanftes Licht (oder Energie) zurück zum mittleren Dantian fließen. Führen Sie den Vorgang insgesamt neunmal aus und schließen Sie mit dem mittleren Dantian ab. Nach einigen Atemzügen lassen Sie das Licht (oder die Energie) in Ihre beiden Knie fließen und bleiben Sie mit Ihrer Aufmerksamkeit einige Minuten dort. Wenn Ihre Gedanken abschweifen, bringen Sie sie wieder zurück zu den Knien, ohne dem Abschweifen viel Aufmerksamkeit zu schenken. Lassen Sie das Licht (oder die Energie) dann wieder ins mittlere Dantian fließen. Führen Sie diesen Vorgang ebenfalls insgesamt neunmal aus, wobei Sie bei den Wiederholungen nicht mehr so lange bei den Knien verweilen müssen.

Schließen Sie die Übung ab, indem Sie das Licht (oder die Energie) wieder zurück in das mittlere Dantian führen und einige Atemzüge hinweg in diesen Bereich atmen.
Führen Sie diese Übung bitte nicht während der Schwangerschaft aus.

Kleine Bauchmassage

Die folgende Übung können Sie im Stehen, Sitzen oder Liegen ausführen. Legen Sie Ihre Hände auf das mittlere Dantian (siehe Seite 40–41), wobei die rechte Hand unten und die linke oben liegt. Führen Sie 36 kleine, langsame Kreise im Uhrzeigersinn aus und halten Sie dabei durchgehend Körperkontakt zwischen Bauch und Händen. Kreisen Sie anschließend 24-mal gegen den Uhrzeigersinn und lassen Sie die Hände abschließend einige Atemzüge lang auf dem mittleren Dantian ruhen. Beim Ändern der Kreisrichtung empfiehlt es sich, eine liegende Acht nachzufahren, damit der Richtungswechsel fließend und nicht zu abrupt vonstattengeht.

Große Bauchmassage

Die folgende Übung können Sie sowohl im Stehen als auch im Sitzen oder Liegen ausführen. Legen Sie Ihre Hände auf das mittlere Dantian – die rechte Hand liegt unten, die linke oben. Führen Sie 36 Kreise im Uhrzeigersinn aus, wobei Sie die Kreise immer größer werden lassen und dabei leichten Druck ausüben. Wechseln Sie dann die Hände, sodass die linke unten und die rechte oben liegt, und führen Sie 24 Kreise gegen den Uhrzeigersinn aus, die immer kleiner werden. Lassen Sie die Hände zum Abschluss einige Atemzüge lang auf dem mittleren Dantian ruhen.

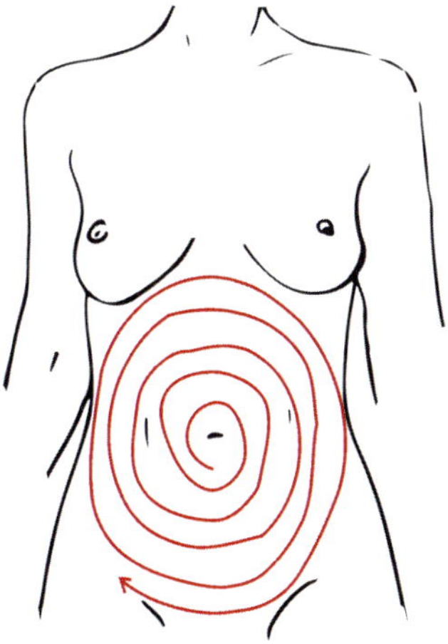

36 ×

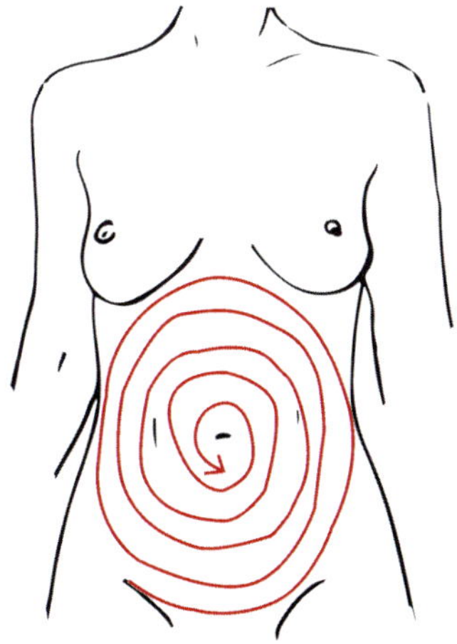

24 ×

ÜBUNGSVARIANTE: MASSAGE MIT DEN FINGERSPITZEN

Sie können die große Bauchmassage auch so durchführen, dass Sie mit Ihren Fingerkuppen punktweise in den Bauch hineindrücken und wieder loslassen – die Punkte bilden zusammen eine kreisförmige Linie. Während Sie also kreisförmig in kleinen Abständen von einem Punkt zum nächsten gehen, lassen Sie die Kreise größer werden.

ÜBUNGSVARIANTE: ENTGEGENGESETZTE KREISE

Eine Variante der Bauchmassage besteht darin, die Massagekreise mit beiden Händen entgegengesetzt auszuführen. Dafür werden die Hände an der Mittelachse des Körpers mit Druck nach oben geführt, dann jeweils nach außen, nach unten, wieder zur Mitte und erneut entlang der Mittellinie des Körpers nach oben. Die Hände starten dabei also zeitgleich am Ausgangspunkt und beschreiben jeweils einen Kreis in unterschiedlicher Richtung. Führen Sie die Massage mit etwas Druck 36-mal aus und wiederholen Sie sie in derselben Wiederholungsanzahl in entgegengesetzter Richtung.

Während der Bauchmassage können Sie bei allen Varianten mit Ihren Händen auch leicht vibrieren, während Sie ganz langsame Kreise in Zeitlupe vornehmen. Halten Sie während des Kreisens öfter einmal an. Das Vibrieren sollte sich auf den ganzen Bauch übertragen und ihn dadurch lockern und sanft bewegen.

Meridianklopfen

Bei dieser Übung wird der freie Qi-Fluss in den Meridianen stimuliert sowie Blockaden und Spannungen entgegengewirkt. Sie eignet sich insbesondere morgens und bei einem Mittagstief, um den Körper zu vitalisieren. Es handelt sich um eine Variante der sogenannten Meridianmassage, bei der die in dieser Übung stimulierten Körperbereiche nicht nur geklopft, sondern Arme und Beine jeweils einzeln geknetet, geklopft und abschließend ausgestrichen werden.

Stellen Sie sich für das Meridianklopfen in einen bequemen schulterbreiten Parallelstand. Klopfen Sie mit Ihrer linken oder rechten Hand die Innenseite des anderen Armes von der Achselhöhle bis zu den Fingerspitzen sowie anschließend die Außenseite von den Fingerspitzen bis zur Schulter fest ab. Wiederholen Sie dies analog auf dem anderen Arm. Mit welcher Körperseite Sie die Übung beginnen, bleibt Ihnen überlassen.

Klopfen Sie dann Ihr Gesicht sanft vom Haaransatz bis zum Kinn und führen Sie das Klopfen ab dem Hals etwas fester an der Körpervorderseite nach unten bis zu den Füßen fort. Richten Sie sich langsam auf und führen Sie die Hände um die Taille herum zur Körperrückseite. Klopfen Sie auch hier fest von möglichst weit oben nach unten. Richten Sie sich erneut langsam auf. Klopfen Sie nun die Außenseite des Körpers – etwas über der Hüfte beginnend, von oben nach unten – sowie anschließend die Innenseite der Beine von unten nach oben ab, während Sie sich langsam aufrichten. Führen Sie den gesamten Ablauf dreimal oder ein Vielfaches hiervon durch.

Massage des Renmai

Der Renmai-Meridian (siehe Seite 32–36) ist die Energieleitbahn des Körpers, die über die meiste Yin-Energie verfügt. In ihm zirkuliert die Yin-Energie für den gesamten Körper. Wird der Renmai stimuliert, stärkt dies alle Yin-Meridiane des Körpers (Lunge, Niere, Leber, Herz, Milz und Perikard). Da ein freier Qi-Fluss in diesem Meridian die Fruchtbarkeit fördert, ist diese Übung bei unerfülltem Kinderwunsch empfehlenswert, ebenso bei Knoten, Myomen oder Wechseljahresbeschwerden. Oft wird der Energiefluss in diesem Meridian durch Narben von Kaiserschnitten oder Operationen an der Gebärmutter blockiert. In diesen Fällen können Sie Ihren Körper durch diese Übung unterstützen. Am günstigsten ist es, die Übung im Stehen oder Liegen auszuführen.

Heben Sie Ihre Hände mit etwas Körperabstand vor den obersten Akupunkturpunkt des Meridians (Ren 24). Dieser befindet sich in der Furche unterhalb der Unterlippe. Der Laogong-Punkt der rechten Hand (siehe Seite 59) sollte sich etwa auf dieser Höhe befinden. Die linke Hand wird so vor die rechte gelegt, dass sich die Laogong-Punkte beider Hände auf etwa gleicher Höhe befinden und ein kleiner Abstand zwischen den Händen beibehalten wird. Halten Sie kurz inne und konzentrieren Sie sich auf die Laogong-Punkte sowie auf den Akupunkturpunkt Ren 24.

Bewegen Sie die Hände nun langsam an der Mittelachse des Körpers so weit nach unten, wie es möglich beziehungsweise bequem ist, ohne sich dabei vorzubeugen oder die Haltung des Oberkörpers zu verändern. Behalten Sie auch die Handposition bei (rechte unter der linken). Sind Sie an dem für Sie bequemsten untersten Punkt angelangt, behalten Sie die

Position der Hände kurz bei und führen Sie sie in Gedanken bis zum Akupunkturpunkt Huiyin weiter. Lösen Sie nun die Handposition und heben Sie die Hände seitlich wieder hoch bis zum Ausgangspunkt der Übung, dem Akupunkturpunkt Ren 24 unterhalb der Unterlippe.
Wiederholen Sie die Übung, bis Sie sie mindestens sechsmal durchgeführt haben. Gerne können Sie sie auch öfters durchführen (nehmen Sie am besten ein Vielfaches der Sechs als Wiederholungsanzahl). Beenden Sie die Übung, indem Sie Ihre Hände für einige Atemzüge auf den Akupunkturpunkt Ren 24 legen.

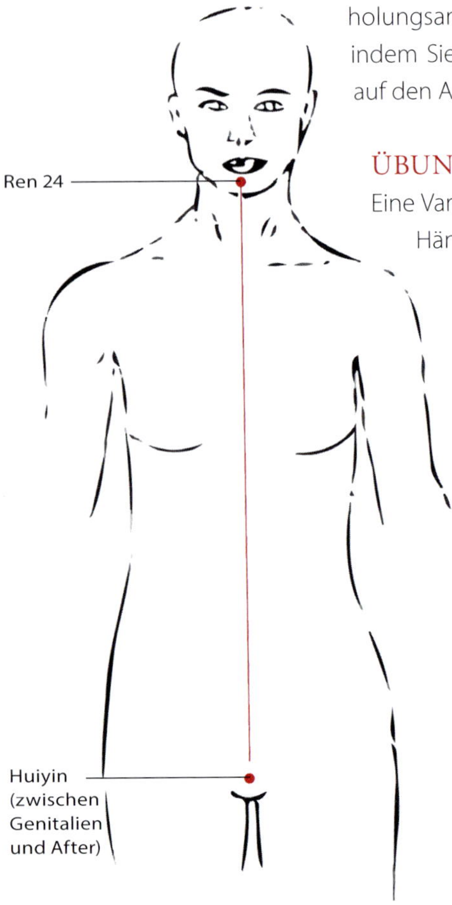

ÜBUNGSVARIANTE

Eine Variante der Übung besteht darin, die Hände auf dieselbe Weise und mit denselben Endpunkten zu bewegen, jedoch von unten nach oben. Dies entspricht der Fließrichtung des Qi in diesem Meridian. Allerdings kann die Variante, bei der die Hände von unten nach oben geführt werden, Kopfschmerzen begünstigen, da viel Energie in den Kopfbereich geht. Das ist der Grund, warum bei dieser Übung meist die Bewegungsrichtung von oben nach unten empfohlen wird. Eine weitere mögliche Abwandlung ist es, die Hände während der Massage direkt auf den Körper aufzulegen.

Traurigkeit wegklopfen

Diese Übung können Sie sowohl im Stehen als auch Sitzen oder Liegen ausführen. Sie kann bei Traurigkeit und Melancholie unterstützend wirken. Entspannen Sie sich so gut wie möglich und beginnen Sie dann, mit den Fingerkuppen einer beliebigen Hand das Brustbein auf der vorderen Mittelachse des Körpers hoch und runter zu klopfen. Führen Sie dies so stark und so lange durch, wie es sich angenehm anfühlt.

Gebärmutter anlächeln

Die folgende Übung können Sie im Stehen, Sitzen oder Liegen ausführen. Versuchen Sie sich an ein Erlebnis zu erinnern, das ein wohliges Gefühl des Glücks und der Freude in Ihnen ausgelöst hat. Entspannen Sie sich so gut es geht und atmen Sie ganz natürlich. Richten Sie dann Ihre Aufmerksamkeit auf die Gebärmutter und denken Sie beim Einatmen an das Gefühl der Freude und des Glücks. Versuchen Sie es so gut wie möglich wahrzunehmen. Senden Sie dieses warme Gefühl beim Ausatmen in die Gebärmutter. Manchmal wird diese Übung auch so beschrieben, dass man versuchen solle, die Gebärmutter anzulächeln. Man richtet sein Lächeln also nicht nach außen, sondern nach innen zu dem Organ.

Versuchen Sie, die Gebärmutter mit jeder Ausatmung stärker zu spüren und wahrzunehmen. Versuchen Sie zu fühlen, wie sie pulsiert. Über einen solchen Puls verfügt jedes Organ – wir bemerken ihn nur in der Regel nicht. In Stille und Ruhe und mit etwas Übungspraxis können wir ihn allerdings empfinden. Wenn Ihnen dies gelingt, atmen Sie einige Minuten sanft in die Gebärmutter hinein.

Diese Übung können Sie, wenn Sie möchten, auch mit anderen Organen ausführen.

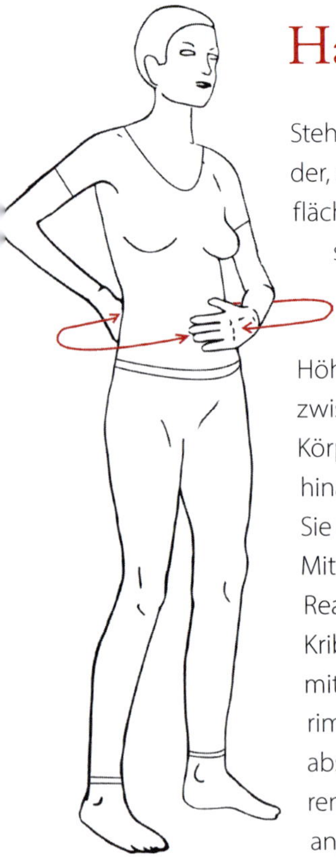

Harmonisieren des Daimai

Stehen Sie bequem, die Füße schulterbreit auseinander, und heben Sie die Hände auf Hüfthöhe. Die Handflächen zeigen durchgehend zum Körper, während Sie sie jeweils im Halbkreis mit einigen Zentimetern Abstand um den Körper herum bewegen. Versuchen Sie sie dabei durchgehend auf gleicher Höhe zu halten. Die Hände bewegen sich jeweils zwischen der vorderen Mittellinie des Körpers und der Körperseite (beziehungsweise über die Körperseite hinaus bis zur hinteren Mittellinie des Körpers, sofern Sie Ihre Schultern dadurch nicht verspannen).
Mit einiger Übungspraxis kann sich eine körperliche Reaktion wie eine Wärmeentwicklung oder ein Kribbeln bemerkbar machen. Gerne können Sie auch mit der Entfernung der Hände zu Ihrem Körper experimentieren. Entscheiden Sie sich für den Körperabstand, mit dem Sie sich am wohlsten fühlen. Führen Sie die Übung so lange durch, wie es sich für Sie angenehm anfühlt.

Während einer Schwangerschaft sollten die Handflächen nur bis zur Körperseite (nicht bis zur hinteren Mittellinie) und nur bis kurz vor die vordere Mittellinie geführt werden.

Kreise des Daimai

Stehen Sie bequem, die Füße schulterbreit auseinander. Führen Sie Ihre Hände in Richtung Rücken und legen Sie sie auf der Höhe Ihrer Nieren auf.

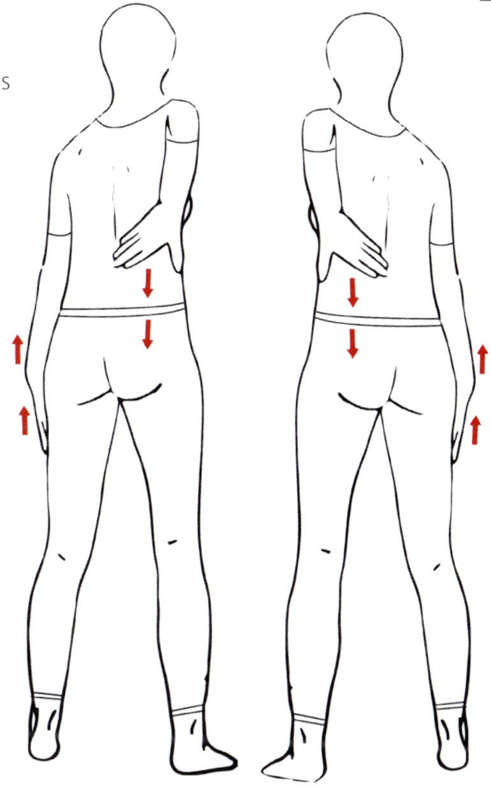

Bewegen Sie eine Hand bis zum Gesäß nach unten und an der Körperseite wieder nach oben, wobei Sie durchgehend Druck ausüben. Nehmen Sie dann die andere Hand hinzu, mit der Sie zeitlich versetzt dieselbe Bewegung ausführen. Hebt sich die eine Hand, senkt sich also die andere und umgekehrt. Ihr Oberkörper darf sich sanft mitbewegen, sodass es von außen betrachtet so aussieht, als schlängelten Sie sich spiralförmig mit fließenden Bewegungen, wie eine Schlange.

Machen Sie insgesamt 18 Wiederholungen. Heben Sie nach der letzten Wiederholung beide Hände auf der Körperrückseite zur Nierengegend. Führen Sie die Hände anschließend waagrecht zur Körperseite und legen Sie sie dort auf, Schultern und Arme bleiben locker. Kreisen Sie Ihr Becken nun neun- oder 18-mal langsam im Uhrzeigersinn, anschließend mit der gleichen Wiederholungsanzahl gegen den Uhrzeigersinn.

Stellen Sie sich für diesen letzten Übungsabschnitt vor, der Innenraum Ihres Körpers sei ein hohler Raum und in Ihrem Hüft- und unteren Bauchbereich befinde sich ein kleiner Ball. Kreisen Sie Ihr Becken nun horizontal in kleinen Kreisen. Lassen Sie gedanklich den weichen Ball entlang des Daimai-Meridians innerhalb Ihres Körpers kreisen. Ihre Hände können dabei weiterhin auf der Hüfte ruhen. Führen Sie neun (oder 18) Kreise im und anschließend dieselbe Wiederholungsanzahl gegen den Uhrzeigersinn aus. Lassen Sie dabei den ganzen Körper sanft die Bewegung begleiten. Führen Sie anschließend die Hände wieder zur Körperrückseite und legen Sie die Handflächen nochmals auf die Nierengegend. Reiben Sie sie insgesamt 18-mal von oben nach unten.

Kreise der Erde

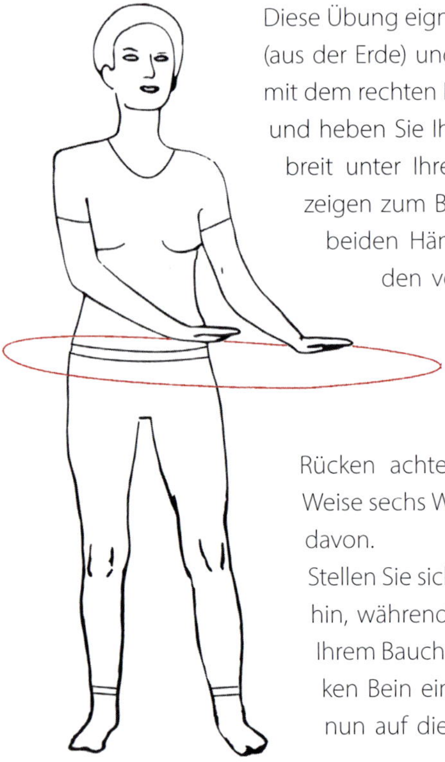

Diese Übung eignet sich zur Aufnahme der Yin-Kraft (aus der Erde) und zur Harmonisierung. Machen Sie mit dem rechten Fuß einen Ausfallschritt nach vorne und heben Sie Ihre Hände bis etwa zwei Daumenbreit unter Ihrem Bauchnabel. Die Handflächen zeigen zum Boden. Kreisen Sie gleichmäßig mit beiden Händen im Uhrzeigersinn, indem Sie den vorderen Fuß zum Mittelpunkt des Kreises machen. Gerne können Sie bei der Bewegung auch Ihren Oberkörper mitbewegen, wobei Sie auf einen geraden Rücken achten sollten. Machen Sie auf diese Weise sechs Wiederholungen oder ein Vielfaches davon.

Stellen Sie sich dann wieder mit parallelen Füßen hin, während die Hände auf gleicher Höhe vor Ihrem Bauch verweilen. Machen Sie mit dem linken Bein einen Schritt nach vorne. Kreisen Sie nun auf dieselbe Art und Weise mit der glei-

chen Anzahl an Wiederholungen – diesmal jedoch gegen den Uhrzeigersinn.
Wenn Sie möchten, können Sie sich während der kreisenden Bewegungen vorstellen, dass Ihre Handflächen und Finger über eine Wasseroberfläche gleiten. Dies kann die Wahrnehmung für das Qi, welches Sie über die Hände aufnehmen, stärken.
Alternativ können Sie die gesamte Übung anstatt auf Bauchhöhe auch auf Herzhöhe durchführen.

Kreise des Himmels

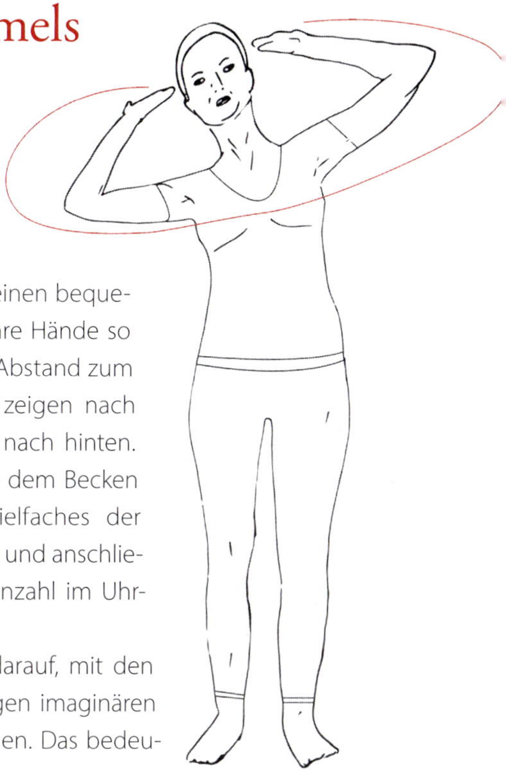

Diese Übung eignet sich gut zur Stärkung des Körpers und fördert die Aufnahme der Yang-Kraft (aus dem Himmel und dem Kosmos).
Stellen Sie sich schulterbreit in einen bequemen Parallelstand. Heben Sie Ihre Hände so neben die Stirn, dass sie etwas Abstand zum Kopf haben. Die Handflächen zeigen nach oben zum Himmel, die Finger nach hinten. Kreisen Sie den Oberkörper aus dem Becken heraus neunmal (oder ein Vielfaches der Neun) gegen den Uhrzeigersinn und anschließend dieselbe Wiederholungsanzahl im Uhrzeigersinn.
Achten Sie bei dieser Übung darauf, mit den Handflächen einen gleichmäßigen imaginären Kreis auf den Himmel zu zeichnen. Das bedeu-

tet, dass Sie sich nur so weit nach vorne oder nach links und rechts lehnen sollten, wie dies auch nach hinten möglich ist. Die Neigung des Oberkörpers von der Mittelachse aus sollte also in alle Richtungen gleich sein.

Kreise der Mitte

Stehen Sie bequem, die Füße schulterbreit auseinander, und lassen Sie Ihre Arme locker an der Seite herunterhängen. Fahren Sie nun mit Ihrem Becken im Uhrzeigersinn eine waagrecht liegende Acht entlang und bewegen Sie den Rest des Körpers dabei sanft mit. Führen Sie die Übung anschließend mit derselben Anzahl an Wiederholungen in der entgegengesetzten Richtung aus.
Das Kreisen von Becken und Hüfte ist hilfreich, um Qi- und Blutzirkulation in diesem Bereich anzuregen. Kann das Qi hier nicht richtig fließen (beispielsweise aufgrund von Kälte-, Feuchtigkeits- oder emotionalen Problemen), kann das dazu führen, dass die Gebärmutter »kalt« und eine Schwangerschaft erschwert wird.

Kreise des Dantian

Stehen Sie bequem, die Füße schulterbreit auseinander, und lassen Sie Ihre Arme locker an der Seite herunterhängen. Versuchen Sie sich Ihren Bauchbereich als einen Hohlraum vorzustellen, sodass Sie an keine Organe denken. Stellen Sie sich nun einen Ball vor, den Sie zwischen den Akupunkturpunkten Huiyin, Mingmen und dem mittleren Dantian kreisen lassen. Die Größe des Balls wählen Sie entsprechend Ihrem Gefühl. Meist ist es einfacher, ihn sich anfangs größer vorzustellen – kleiner erst, wenn man

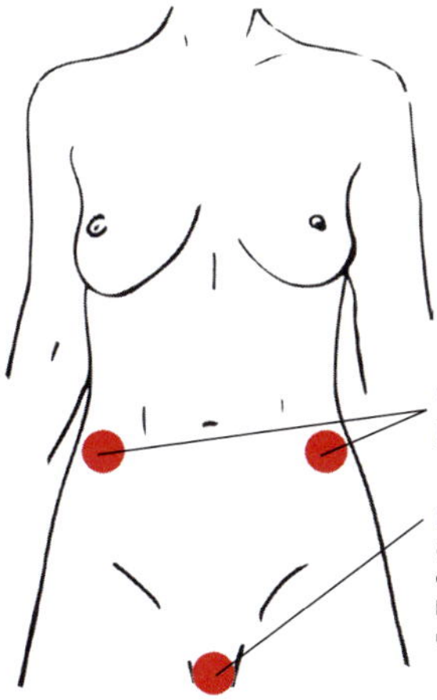

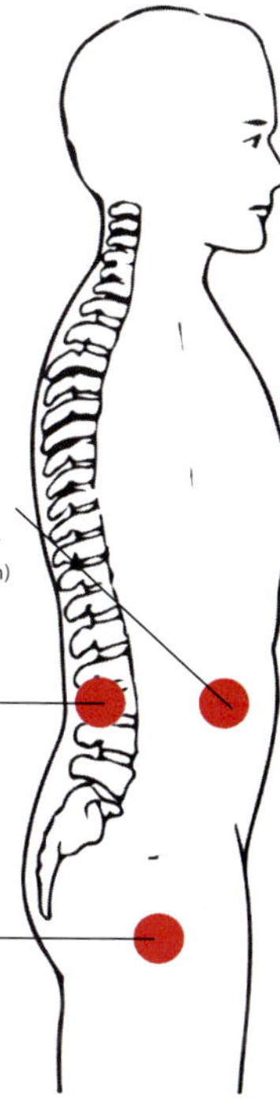

bereits einige Übungspraxis gesammelt hat.
Führen Sie 18 (oder 36) Kreise aus und anschließend dieselbe Anzahl an Kreisen – oder zwei Drittel davon – in umgekehrter Richtung (Huiyin, mittleres Dantian, Mingmen). Gerne können Sie die Kreise vom ganzen Körper (Oberkörper, Arme und Beine) begleiten lassen. Achten Sie darauf, dass vor allem Ihre Gelenke, wie beispielsweise Schulter und Ellenbogen, während der ganzen Übung locker bleiben. Sie können die gesamte Bewegung nur visualisieren oder sich so mitbewegen, wie es sich gut anfühlt. Die Bewegungen sollten nur nicht zu ausladend sein.
Führen Sie dann auf dieselbe Weise Kreise aus, bei denen sich der imaginäre Ball zwischen den Akupunkturpunkten Gallenblase 26 (links und rechts) und Huiyin bewegt.
Führen Sie auch hier 18 (oder 36) Kreise aus und wiederholen Sie dieselbe Anzahl an Wiederholungen – oder wieder zwei Drittel davon – in umgekehrter Richtung. Gerne können Sie auch hier die Bewegung mit dem ganzen Körper begleiten.

Diese Übung ist während einer Schwangerschaft oder der Menstruation nicht geeignet.

Körpermassage

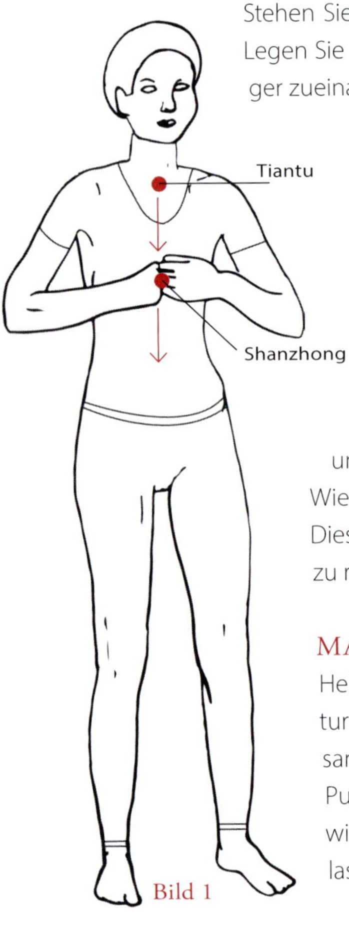

Bild 1

Stehen Sie bequem, die Füße schulterbreit auseinander. Legen Sie Ihre Hände sanft auf die Brust, sodass Ihre Finger zueinander in Richtung Körpermitte zeigen und sich berühren. Drücken Sie nun mit Zeige- und Mittelfinger beider Hände in den Punkt Shanzhong (Bild 1). Atmen Sie ein, während Sie Druck ausüben, und aus, wenn Sie den Druck lösen (ohne jedoch den Körperkontakt zu verlieren). Der Druck sollte tiefer gehen, jedoch nicht schmerzen. Oberkörper und Schultern werden etwas nach vorne gebeugt, wenn die Finger Druck ausüben, und aufgerichtet, wenn der Druck nachlässt. Wiederholen Sie diese Abfolge neun- oder 18-mal. Dieser Teil der Übung dient dazu, Milz und Magen zu reinigen.

MASSAGE DES RENMAI

Heben Sie nun Ihre Hände bis zu dem Akupunkturpunkt Tiantu. Drücken Sie bei der Einatmung sanft mit den Fingerspitzen beider Hände in den Punkt, während sich Oberkörper und Schultern wieder leicht nach vorne beugen. Beim Ausatmen lassen Sie den Druck los, richten den Körper langsam auf und lassen Ihre Hände an der Mittelachse des Körpers einige Zentimeter tiefer sinken. Wiederholen Sie hier den Druck und das Absinken, wobei Sie die Hände von Mal zu Mal etwas tiefer sinken lassen, bis Sie unten am Schambein ankommen. Heben Sie die Hände anschließend vor der Körpermitte wieder sanft bis zum Tiantu hoch und wiederholen Sie die beschriebene Massage der Mittellinie so oft, bis Sie sie insgesamt drei- oder neunmal ausgeführt haben.

STREICHEN DES RENMAI

Legen Sie Ihre Hände nach dem letzten Heben so aufeinander, dass die linke Hand auf der rechten aufliegt. Streichen Sie mit sanftem Druck die Mittelachse des Körpers entlang so weit nach unten, wie es Ihnen möglich ist, ohne sich nach vorne zu beugen. Atmen Sie dabei aus.
Heben Sie dann während der Einatmung die Hände erneut vor der Mittellinie des Körpers bis zu Tiantu, ohne den Körper zu berühren, und wiederholen Sie das Streichen, bis Sie es insgesamt sechsmal durchgeführt haben. Beim Heben der Hände können Sie den Körper sanft strecken und aufrichten. Beim Senken der Hände kann der Körper etwas gesenkt werden, ohne jedoch den Oberkörper nach vorne zu beugen. Die Bewegung des Körpers sollte vielmehr sanft die Bewegung der Hände begleiten. Dieser Teil der Übung dient dazu, den Renmai (siehe Seite 32–36) zu stärken.

KREISEN UM DEN BAUCHNABEL

Beim letzten Nach-unten-Streichen senken Sie Ihre Hände lediglich bis etwa zwei Daumenbreit unter den Bauchnabel. Kreisen Sie anschließend neunmal gegen den Uhrzeigersinn (also nach links, oben, rechts, unten), wobei der Bauchnabel die Kreismitte bildet. Der Kreisradius kann so groß sein, dass die Hände bis zum Schambein und Brustbein geführt werden. Halten Sie nach dem letzten Kreis kurz inne, wechseln Sie die Hände, sodass nun die rechte oben und die linke unten liegt, und führen Sie auf dieselbe Weise neun Kreise in entgegengesetzter Richtung aus.

Versuchen Sie, bei allen Kreisen jeweils mit der ganzen Handfläche sanften Druck auf den Bauch auszuüben. Mit diesem Teil der Übung werden alle Reflexzonen und wichtigen Akupunkturpunkte, die sich im Bauchbereich befinden, stimuliert. Gerne können Sie den Oberkörper während den kreisenden Bewegungen sanft mitbewegen.

UNTERSTÜTZEN DER BAUCHORGANE

Wechseln Sie nach dem letzten Kreis, wenn sich Ihre Hände wieder auf dem Bauch befinden, die Hände, sodass wieder die rechte unten und die linke oben liegt, und halten Sie kurz inne. Ziehen Sie nun die Hände ungefähr bis auf Magenhöhe an der Mittelachse des Körpers nach oben, sodass Sie die Außen- beziehungsweise Kleinfingerkante der unteren linken Hand in den Bauch hineindrücken. Atmen Sie dabei ein und beugen Sie Ihren Oberkörper sanft nach vorne, um die Bewegung zu begleiten. Drehen Sie die Handfläche anschließend so, dass sie auf dem Körper aufliegt, und senken Sie sie sanft mit kaum merklichem Körperkontakt an der Mittelachse nach unten, während Sie ausatmen und den Oberkörper wieder aufrichten. Wiederholen Sie diesen Abschnitt, bis Sie ihn insgesamt neun- oder 18-mal ausgeführt haben. Dieser Teil der Übung kann insbesondere die weiblichen Bauchorgane unterstützen.

Bild 2

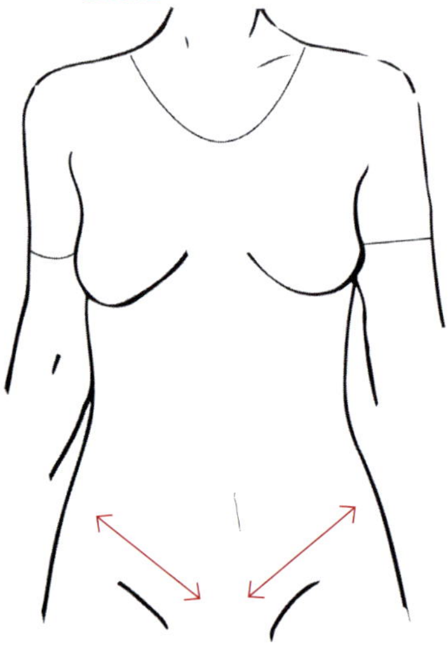

STREICHEN DER LEISTENBEUGE

Heben Sie dann die Hände bis zur Hüfte, wobei die Handflächen zum Körper zeigen. Bewegen Sie die Hände schräg nach unten zur Leistenbeuge, so als wollten Sie ein Dreieck nachzeichnen (**Bild 2**), und führen Sie sie entlang derselben Linie schräg nach oben zur Körperseite zurück. Der Druck, den Ihre Hände auf den Bauchbereich ausüben, sollte in beide Richtungen gleich sein. Achten Sie darauf, dass Ihr unterer Rückenbereich, die Ellenbogen- und Schultergelenke möglichst locker sind, wenn Sie die Bewegung ausführen. Führen Sie dieses Streichen insgesamt neun- oder 18-mal aus.

GEGENLÄUFIG KREISENDE BAUCHMASSAGE

Nun führen Sie erneut kreisende Bewegungen im Bauchbereich aus, jedoch bewegen sich Ihre Hände diesmal gegenläufig – die linke Hand im Uhrzeigersinn, die rechte in entgegengesetzter Richtung (Bild 3). Der Kreisrand befindet sich an den Körperseiten, direkt unter den Brüsten und auf der Mittellinie bis hinunter zum Schambein. An der Körperseite erfolgt der Druck mehr über die Finger, an der Vorderseite des Körpers über die ganze Handfläche und die Finger. Führen Sie insgesamt neun oder 18 Kreise aus.

Bild 3

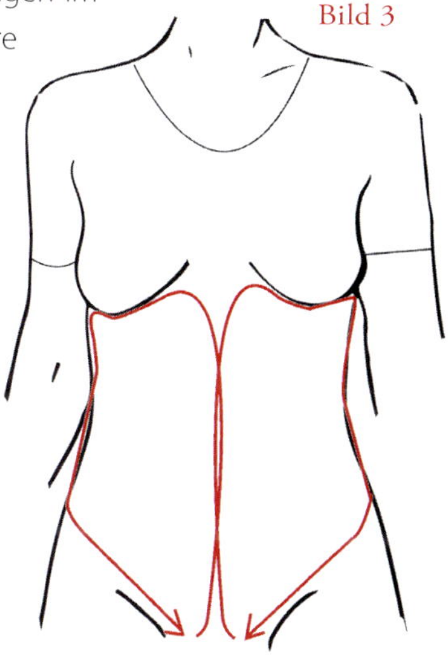

Wechseln Sie dann die Richtung, sodass sich die rechte Hand im Uhrzeigersinn und die linke in entgegengesetzter Richtung bewegt, und führen Sie die Kreise mit gleicher Wiederholungsanzahl wie zuvor aus.

STREICHEN PARALLELER QUERLINIEN

Führen Sie nun die Hände mit kaum merklichem Körperkontakt an der Körpervorderseite nach oben. Legen Sie die Handflächen bei den Achselhöhlen auf und führen Sie sie mit leichtem Druck waagrecht nach innen zur Körpermitte, wobei die Fingerspitzen zueinander zeigen. Drehen Sie die Handgelenke, sodass Ihre Fingerspitzen nach unten zeigen und führen Sie Ihre Hände in dieser Handhaltung wieder nach außen, wobei Sie den

Druck beibehalten (**Bild 4**). Senken Sie die Hände etwas nach unten und wiederholen Sie die Bewegung auf der nun etwas niedrigeren Höhe. Wiederholen Sie die Bewegung insgesamt sechsmal, wobei Sie stets etwas nach unten gehen, wenn Sie die Hände nach außen bewegt haben. Wenn Sie nach der sechsten Wiederholung auf Leistenhöhe angekommen sind, führen Sie die Hände in einer schrägen Linie von außen zur Mittelachse des Körpers zusammen und heben Sie sie mit kaum merklichem Körperkontakt an der Mittellinie wieder bis auf Höhe der Achselhöhlen nach oben. Wiederholen Sie diesen Übungsabschnitt, sodass Sie ihn insgesamt sechsmal ausgeführt haben.

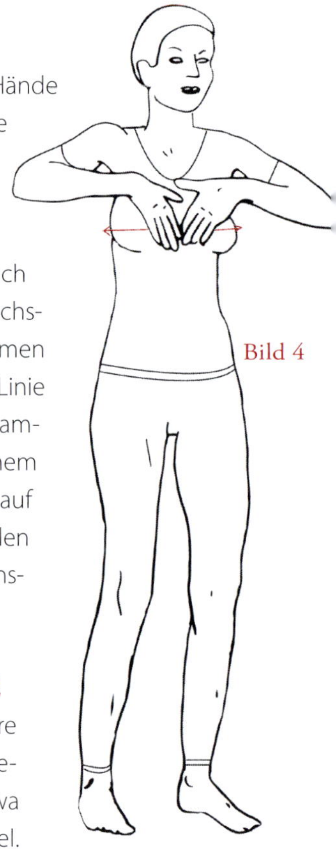

Bild 4

ABSCHLUSS DER KÖRPERMASSAGE

Nach der letzten Wiederholung führen Sie Ihre Hände wieder zur Körpermitte zusammen, heben sie allerdings nur bis auf die Höhe von etwa zwei Daumenbreit unter dem Bauchnabel. Legen Sie Ihre Hände dort für einige Momente auf (die rechte Hand unten, die linke oben) und versuchen Sie, die Übung nachwirken zu lassen, während Sie ruhig stehen bleiben.

Massage des Mingmen

Das sogenannte Tor des Lebens (chinesisch *Mingmen*) befindet sich auf der Körperrückseite direkt gegenüber dem Bauchnabel, unterhalb des Dorn-

fortsatzes des zweiten Lendenwirbels (siehe Seite 79). Diese Übung kann dabei unterstützen, die Nierenenergie (siehe Seiten 23–26) zu stärken und Müdigkeit sowie Kältegefühl zu lindern. Wenn Sie möchten, können Sie vor der Übung Ihre Handflächen aneinanderreiben, bis sie warm werden. Führen Sie sie dann um die Taille herum zum Mingmen und legen Sie sie dort mit dem Handrücken so auf, dass die unten liegende rechte Hand das Handgelenk der auf ihr liegenden linken Hand greifen kann. Kreisen Sie langsam mit sanftem Druck neunmal (oder ein Vielfaches der Neun).
Diese Übung sollte nicht während der Schwangerschaft ausgeführt werden.

Nieren stärken

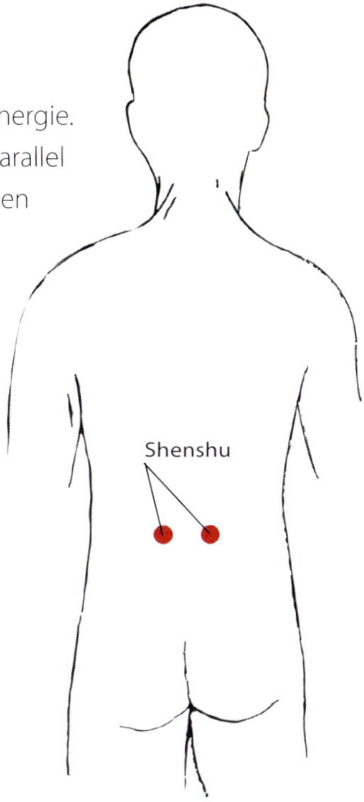

Diese Übung stärkt insbesondere die Nierenenergie. Stellen Sie sich bequem hin, die Füße stehen parallel zueinander und schulterbreit auseinander. Legen Sie die Handrücken auf die sogenannten Shenshu-Punkte (Akupunkturpunkt Blase 23), die sich auf der Körperrückseite auf Höhe des Bauchnabels, jeweils etwa anderthalb Daumenbreit neben der Wirbelsäule befinden. Heben Sie Ihre Hände sanft mit leichtem Körperkontakt so weit nach oben, wie es möglich ist, ohne dass sich Ihre Schultern verspannen. Schieben Sie sie dann nach unten bis zu Ihrem Gesäß und üben Sie dabei Druck aus. Führen Sie diese beiden Bewegungen insgesamt 49-mal aus, wobei Sie bei der Bewegung von oben nach unten einen kräftigen Druck ausüben. Wenn Sie möchten, können Sie die Stimulation ausweiten, indem Sie nicht nur die Shenshu-Punkte massieren, sondern die Hände auch über das Gesäß führen.

Nieren wärmen

Reiben Sie Ihre Handflächen fest aneinander, bis sie warm werden, und legen Sie sie dann auf die Shenshu-Punkte (Akupunkturpunkt Blase 23, siehe Seite 85). Konzentrieren Sie sich bei der Einatmung auf die Laogong-Punkte in Ihren Handflächen (siehe Seite 59) und stellen Sie sich vor, wie bei der Ausatmung sanft Licht und Wärme in die Shenshu-Punkte abgegeben werden. Wiederholen Sie dies einige Minuten lang, solange Sie sich wohl mit der Übung fühlen.
Nicht geeignet ist diese Übung während der Schwangerschaft.

Schwingendes Pendel

Stellen Sie sich bequem hin, die Füße stehen parallel zueinander und schulterbreit auseinander. Lassen Sie Ihre Arme locker an der Körperseite nach unten hängen. Stellen Sie sich nun vor, dass ein feiner Faden an Ihrem Dammpunkt (Bereich zwischen Genitalien und After) hängt, an dessen Ende sich ein leichtes Gewicht befindet. Versuchen Sie, den Körper so gut wie möglich zu entspannen, und lassen Sie dann das Gewicht wie ein Pendel langsam nach vorne und hinten schwingen.
Versuchen Sie sich so deutlich wie möglich vorzustellen, wie sich dies anfühlen würde, und bewegen Sie Ihren Oberkörper und die Arme sanft mit der Bewegung des Pendels mit. Schwingt das imaginäre Pendel nach hinten, bewegt sich der Oberkörper sanft nach vorne und umgekehrt.

Führen Sie dies so lange durch, wie es sich angenehm anfühlt. Das Gewicht des Pendels können Sie nach eigenem Gefühl frei wählen. Die Körperbewegungen können gerne ausladend sein.

Klopfmassage

Stellen Sie sich bequem hin, die Füße stehen parallel zueinander und schulterbreit auseinander. Lassen Sie Ihre Arme locker an der Körperseite herunterhängen. Bilden Sie mit Ihren Händen jeweils eine leichte Hohlfaust. Klopfen Sie nun abwechselnd mit der Daumen-/Zeigefingerseite Ihrer Fäuste auf Ihre Oberschenkel, wobei Sie Ihre Hüfte und auch den ganzen Körper sanft nach rechts und links mitbewegen.
Gehen Sie immer tiefer in die Übung und klopfen Sie gerne auch fester, während Ihr Körper möglichst locker und entspannt bleibt. Versuchen Sie einen Zustand zu erlangen, in dem sich der Körper »wie von selbst« klopft. Weiten Sie das Klopfen entlang der Außenseite der Beine nach unten aus und lassen Sie Ihren Körper sich überall dort klopfen, wo Ihr Gefühl Ihre Hände hinführt. Mit einiger Übungspraxis kann es gelingen, in einen Zustand zu gelangen, in dem Sie zwar achtsam und bewusst alles wahrnehmen, sich der Körper jedoch wie von selbst bewegt und klopft – Sie nehmen dies wie von außen passiv wahr. Wenn dies gelingt, wird der Körper »sich selbst« an den Körperstellen abklopfen, an denen Blockaden vorherrschen.
Dies wird nicht an jedem Übungstag gelingen. Lassen Sie sich hiervon jedoch nicht entmutigen. Selbst wenn dieser Idealzustand beim Üben nicht entsteht, hat das Klopfen eine positive Wirkung auf die Energieleitbahnen (Meridiane). Es ist möglich, dass an den Körperstellen, an denen das Qi in seinem freien Fluss blockiert ist, blaue Flecken auftreten. So kann es bei Menstruationsbeschwerden sein, dass an der Außenseite der Ober-

schenkel Verfärbungen auftreten. Lassen Sie sich hiervon nicht beunruhigen. In der Regel sind es beim nächsten Üben deutlich weniger blaue Flecke oder sie sind gar nicht mehr vorhanden.

Energiekreislauf zur Stärkung der Yin-Organe

Die folgende Übung stärkt fünf der sogenannten Yin-Meridiane des Körpers (Lunge, Leber, Herz, Niere, Milz) und ebenso die Organe, nach denen sie benannt sind. Man sagt, dass ein Energiemangel in den Yin-Meridianen schwieriger wieder auszugleichen sei als ein Mangel in Yang-Meridianen. Daher kommt dieser Übung eine besondere Bedeutung zu. Zudem ist besonders für Frauen das Stärken der Yin-Kraft wichtig. Dies gilt insbesondere bei Erschöpfungszuständen, bei einem unerfüllten Kinderwunsch und während oder nach der Schwangerschaft. Sind die Yin-Kräfte zu schwach, kann dies beispielsweise Fehlgeburten begünstigen. Auch Wechseljahresbeschwerden werden begünstigt, da ein schwaches Yin die starke und warme Yang-Kraft nicht »halten« kann und diese dann bildlich gesehen unkontrolliert nach oben schießt. Dadurch können beispielsweise Hitzewallungen, Schlaflosigkeit, Unruhe und trockene Schleimhäute entstehen. Die Übung wird meist im Sitzen ausgeführt. Sie können allerdings auch im Stehen oder Liegen üben, wenn Sie möchten. Es handelt sich um einen Energiekreislauf, bei dem Sie mit Ihrer Aufmerksamkeit von einem Organ zum nächsten wandern und jeweils so lange bei jedem verweilen, wie es für Sie angenehm ist. Wenn Sie die Übung neu in Ihr Übungsprogramm aufnehmen, bietet es sich an, in jedem Bereich etwa dieselbe Zeit, beispielsweise drei bis neun Atemzüge, zu verweilen. Sie können entweder sanft in die im Folgenden erwähnten Bereiche beziehungsweise Organe hineinatmen oder sich einen elastischen weichen Ball oder Luftballon vorstellen, der sich mit jedem Atemzug gleichmäßig in alle Richtungen ausdehnt beziehungsweise in sich zusammenfällt. Viele Frauen stellen sich auch gerne eine Lotosblüte vor, die ihre Blätter gleichmäßig nach allen Seiten hin öffnet und wieder schließt. Welche Vorstellung Sie wählen, bleibt ganz Ihnen überlassen. Beachten Sie jedoch die angegebene Reihenfolge des Kreislaufs.

Konzentrieren Sie sich, sobald Sie sich entspannt fühlen, auf Ihr Energiezentrum im Bauchbereich (mittleres Dantian, siehe Seite 40–41), welches sich etwa zwei Daumenbreit unter dem Nabel und etwa sechs Zentimeter im Körperinneren befindet. Atmen Sie einige Atemzüge in diesen Bereich hinein und stellen Sie sich vor, wie er sich bei jedem Atemzug ausdehnt und wieder in sich zusammenfällt.

Führen Sie den Atem, Licht oder Energie (welche Vorstellung Ihnen am meisten liegt) nach einigen Atemzügen gedanklich etwas nach unten, machen Sie dann einen kleinen runden Bogen nach rechts und führen Sie ihn gerade nach oben zur Leber. Verweilen Sie dort einige Atemzüge. Schicken Sie die Energie dann sanft durch das Herz in die Milz (im linken Rippenbereich). Achten Sie darauf, dass dies nicht zu intensiv und ruckartig geschieht, insbesondere wenn Sie eine gute Visualisierungs- und Konzentrationsfähigkeit besitzen. Verweilen Sie nicht (!) im Herzen, sondern senden Sie lediglich das Qi sanft hindurch und halten Sie erst bei der Milz inne. Verweilen Sie dort einige Atemzüge. Anschließend senden Sie das Qi gleichmäßig in Ihre beiden Lungenflügel und verweilen dort erneut einige Atemzüge.

Senden Sie die Energie dann in zwei Bahnen etwas nach hinten in Ihren hinteren Körperbereich und nach unten zu den Nieren, wo Sie erneut verweilen. Danach führen Sie das Qi noch etwas weiter nach unten und nach hinten zum Steißbein und verweilen dort erneut einige Atemzüge. Führen Sie es dann weiter zum Dammpunkt (zwischen Genitalien und After), wo Sie erneut innehalten. Senden Sie das Qi mit der letzten Ausatmung zurück

ins mittlere Dantian, den Anfangs- und Endpunkt der Übung. Diesen Kreislauf können Sie so oft ausführen, wie Sie Zeit und Lust haben.
Um die Übung abzuschließen, verweilen Sie nach dem letzten Kreislauf einige Atemzüge länger im Energiezentrum im Bauchbereich und führen dann das Qi in einer geraden Linie rechts zur Leiste.
Sobald Sie einige Übung mit diesem Kreislauf haben, können Sie ihn mit der sogenannten Gegenbauchatmung kombinieren. Hierbei zieht sich der Ball oder die Lotosblüte beim Einatmen zusammen und öffnet sich beim Ausatmen. Bei der letzten Ausatmung lassen Sie das Qi dann jeweils zum nächsten Bereich weiterfließen.

ENERGIEKREISLAUF IN KURZÜBERSICHT

Mittleres Dantian (Energiezentrum etwa zwei Daumenbreit unterm Bauchnabel) → nach unten, dann Kurve nach rechts und nach oben bis zur *Leber* → sanft durch das *Herz* hindurch bis zur *Milz* → *Lungen* → nach hinten, dann nach unten bis zu den *Nieren* → *Steißbein* → *Dammpunkt* → *mittleres Dantian* → (Wiederholungen) → gerade Linie zur *rechten Leiste*

Puls spüren

Legen Sie sich bequem hin, ohne Arme oder Beine zu verschränken. Richten Sie Ihre Aufmerksamkeit auf Ihr Energiezentrum im Bauchbereich, welches sich etwa zwei Daumenbreit und etwa sechs Zentimeter im Körperinneren befindet (mittleres Dantian, siehe Seite 40–41). Liegen Sie still und versuchen Sie, in diesem Bereich einen Puls (oder anfangs ein gefühltes Öffnen und Schließen) wahrzunehmen. Sobald Sie ihn wahrnehmen (dies kann unter Umständen mehrere Wochen dauern), versuchen Sie zu spüren, wie bei jeder Öffnung Energie im Körper verteilt und bei jedem Zusammenziehen Energie von allen Seiten angezogen wird.

Sobald Sie das Gefühl haben, ein Gespür für diese Kraft zu haben, können Sie den Sog und das Ausdehnen der Energie im ganzen Körper aktiv mitverfolgen und durch Ihre Intention und Aufmerksamkeit verstärken. Versuchen Sie zu spüren, wie der gesamte Körper pulsiert und sich sprichwörtlich mit Energie auflädt. Diese Übung können Sie so oft und lange ausführen, wie Sie möchten. Insbesondere in Lebensphasen, in denen Sie sich erschöpft, ausgelaugt und überanstrengt fühlen, kann sie unterstützend wirken.
Nicht ausgeführt werden sollte diese Übung während einer Schwangerschaft.

Reinigen der Knochen

Die Knochen werden in der chinesischen Medizin mit der Nierenenergie (siehe Seiten 23–26) assoziiert. Sie sind im Gegensatz zu manchen Vorstellungen nichts Starres, sondern durchaus sehr lebendig.
Drücken Sie mit einem Finger auf die Zeigefingerspitze der anderen Hand, sodass Sie den Knochen spüren. Gehen Sie mit Ihrer Aufmerksamkeit dorthin und versuchen Sie, den Knochen zu visualisieren und wahrzunehmen. Lassen Sie los und stellen Sie sich bei der nächsten Einatmung vor, Sie würden durch die Zeigefingerspitze in den Knochen hineinatmen. Halten Sie die Luft an, während Sie gedanklich das eingeatmete Licht oder die Energie im Knochen verteilen. Anschließend atmen Sie alle negativen Energien, die Sie während des Luftanhaltens gebündelt haben, durch die Fingerspitze wieder aus.
Üben Sie zuerst einige Zeit mit einem Finger, bis Sie ein Gefühl für die Übung bekommen. Versuchen Sie es dann auch mit anderen Fingern (zuerst einzeln, dann mehrere gleichzeitig) und den Zehen. Bei den Füßen können Sie zeitgleich zu den Zehen auch durch die Ferse einatmen. Wei-

ten Sie die Atmung mit einiger Übungspraxis immer weiter aus, bis Sie irgendwann die Übung so durchführen, dass Sie alle Knochen mit Licht und Energie »durchspülen«. Wenn Sie Sicherheit erlangt haben, können Sie die Reinigung mit sanfter (!) Vorstellung auch auf das Knochenmark ausweiten.

Meereswellen

Bei der folgenden Übung müssen Sie physisch keine Bewegungen ausführen, sondern arbeiten ausschließlich mit der Kraft des Visualisierens. Sie eignet sich sowohl zur prophylaktischen Stärkung Ihres Körpers als auch zur Unterstützung bei Beschwerden und Erkrankungen. Je nach Bedarf können Sie die Übung im Stehen, im Sitzen oder auch im Liegen ausführen.

Stellen Sie sich vor, Sie würden entweder circa brusttief im warmen Meer stehen oder sitzen oder am Strand seitlich zum Meer hin liegen. Wenn Sie die Übung im Liegen ausführen, versuchen Sie, den Sand unter sich so deutlich wie möglich zu spüren. Beziehen Sie stets so viele Sinne wie möglich in Ihre Vorstellung mit ein, wie beispielsweise die Wärme der Sonne, die frische salzige Meeresluft oder die Laute der Seevögel. Versuchen Sie, Ihre Umgebung so lebhaft wie möglich zu gestalten – so, als befänden Sie sich tatsächlich am Meer.

Stellen Sie sich dann eine Welle vor, die von der linken Seite kommt und seitlich auf Ihren Körper trifft. Versuchen Sie so deutlich wie möglich den Druck zu spüren, der vom imaginären Wasser ausgeübt wird. Spüren Sie, wie Ihr Körper sanft nach rechts gedrückt wird, so als ob tatsächlich eine kleine Welle aufgetroffen wäre. Geben Sie dem imaginären Druck sanft nach und lassen Sie Ihren Körper leicht zur Seite schieben. Sie können ihn auch physisch etwas mitbewegen – jedoch tendenziell in der Position halten und der imaginären Welle Widerstand leisten, ohne ihn zu sehr anzuspannen. Versuchen Sie dann zu spüren, wie Ihr Körper wieder nach links gezogen wird, wenn die imaginäre Welle wieder zurück ins weite Meer spült. Wiederholen Sie diese kleine Abfolge mehrere Male und versuchen Sie, den Druck und Sog der Welle immer deutlicher wahrzunehmen. Anschließend stellen Sie sich die Welle als von der rechten Seite aus kommend vor. Dabei wird Ihr Körper sanft nach links geschoben und nach rechts zurückgezogen, wenn das Wasser sich wieder ins Meer zurückzieht. Nach einiger Übungspraxis, wenn Ihnen die Welle bereits sehr real vorkommt oder während oder kurz nach dem Üben eine körperliche Reaktion wie beispielsweise Kribbeln, Wärme oder Jucken auftritt, können Sie die Übung erweitern.

ERWEITERUNG

Bei der erweiterten Form der Übung versuchen Sie, Ihren Körper als solchen zu vergessen. Versuchen Sie sich vorzustellen, Ihr Körper wäre innen hohl und die Außenwände, die Hülle, so durchlässig wie ein feiner Samtstoff. Lassen Sie die Welle in Ihrer Vorstellung nun erneut von links kommen. Spüren Sie, wie das Wasser auf der Außenseite aufschlägt und dann durch den Körper hindurchfließt. Stellen Sie sich das Durchfließen als eine langsame, sanfte Bewegung mit kleinen, behutsamen Wellen vor. Lassen Sie das imaginäre Wasser auf der rechten Seite durch die durchlässige Haut wieder austreten. Wenn die Welle dann wieder ins Meer zurückgezogen wird, bewegt sich das Wasser auf dieselbe Art wieder langsam und sanft von rechts nach links durch Ihren Körper zurück.

Wiederholen Sie dies einige Male. Abschließend können Sie die Welle von vorne kommen und dann wieder denselben Weg zurückströmen lassen. Achten Sie dabei stets auf das Gefühl von Druck und Sog.

Sollten Sie die Übung bei Verletzungen oder akuten Beschwerden anwenden und sich eventuelle Schmerzen verstärken oder während der Übung auftreten, versuchen Sie die Übung sanfter und weniger konzentriert und kräftig auszuführen – so, als wären Sie in einem luftigen Tagtraum anstatt konzentriert und aufmerksam. Sollten die Schmerzen dann nicht verschwinden oder nachlassen, beenden Sie die Übung und versuchen Sie sie zu einem späteren Zeitpunkt erneut.

Falls Ihnen die Vorstellung von Wasser unbehaglich ist, können Sie die Übung auch mit Wind durchführen. Stellen Sie sich dabei eine warme Sommerbrise vor, die Sie im ersten Teil der Übungspraxis auf der Hautoberfläche fühlen und die nach einiger Zeit sanft durch das Körperinnere weht.

Wenn es Ihnen gelingt, die Übung behutsam auszuführen und sich sehr sanfte, kleine und langsame Wellen vorzustellen, dann können Sie die Übung auch gerne bei akuten Kopf- oder Unterleibsschmerzen anwenden. Bei Kopfschmerzen ist es jedoch besonders wichtig, die sanfte Vorstellung nicht zu konzentrierter Aufmerksamkeit werden zu lassen, damit der Kopf möglichst entspannt bleibt.

Wenn Erkrankungen oder starke Beschwerden vorliegen, konzentrieren Sie sich nicht direkt auf die entsprechende Stelle oder das betroffene Organ. Der Grund hierfür liegt darin, dass bei einer starken Visualisierungsfähigkeit zu viel Energie in einen ohnehin schon sehr sensiblen Körperteil geschickt werden könnte. Möchten Sie die Übung beispielsweise bei schmerzhafter Menstruation anwenden, dann lassen Sie das Wasser durch den gesamten Ober- und Unterbauch strömen. Visualisieren Sie nicht konkret das jeweilige Organ, sondern stellen Sie sich den Körperbereich, in dem es sich befindet, möglichst als leeren Raum vor, durch den sich das Wasser in kleinen, sanften Wellen bewegt. Auf diese Weise ziehen Sie ebenfalls unterstützendes Qi in den Körperbereich, jedoch ist es weniger konzentriert und wirkt somit sanfter.

Während einer Schwangerschaft sollten Sie sich keinesfalls direkt auf die Gebärmutter konzentrieren. Lassen Sie in dem Fall das Wasser lediglich den Kopf-, Brust- oder Bein-/Fußbereich durchfließen und lassen Sie die Bauchzone aus.

Übung der drei Schritte

Die Übung der drei Schritte stammt aus dem bewegten Qigong und findet im Gehen statt. Sie besteht aus drei Übungsformen, die nacheinander ausgeführt werden sollten. Die 1-Schritt-Übung hat eine ableitende, die 2-Schritt-Übung eine regulierende, die 3-Schritt-Übung eine aufbauende Wirkung. Übende, die sich beispielsweise aufgrund einer chronischen Erkrankung sehr schwach fühlen, können anfangs die 1-Schritt-Übung weglassen. Der Grund hierfür liegt in der erwähnten ableitenden Wirkung, die dazu führen kann, dass man sich noch müder fühlt. Sie sollte jedoch in jedem Fall in die Übungspraxis eingebaut werden, sobald man sich fitter fühlt. Beginnen Sie dann langsam auch mit der 1-Schritt-Übung und achten Sie darauf, wie Ihr Körper reagiert. Sollten Sie sich nach der Übung müder als zuvor fühlen, lassen Sie sie für wenige weitere Wochen aus, bevor Sie erneut versuchen, sie in den Übungsablauf zu integrieren.

Bei der Übung der drei Schritte handelt es sich um eine wichtige Übung zum Regulieren der Periode sowie zur Unterstützung bei Myomen, Gebärmutter- oder Eierstockentzündungen sowie bei Periodenschmerzen. Empfehlenswert ist sie zudem bei hormonellen Störungen, einem unerfüllten Kinderwunsch und Lungen-, Leber-, Nieren- oder Gelenkentzündungen.

Generell kann man aus meiner Sicht keine einzige Ursache hervorheben und als »die ultimative Methode« für jeden Menschen darstellen, wenn – bei welchen Beschwerden auch immer – Heilungen oder Verbesserungen des Gesundheitszustands eintreten. Nicht nur, weil wir alle individuell reagieren, sondern auch, weil es immer mehrere Aspekte sind, die bei einer Veränderung zusammenwirken. Dennoch gibt es in der Qigong-Tradition Übungen, von denen mehrere Übende mit dem gleichen Beschwerdebild von derselben Wirkung berichten. Die Übung der drei Schritte ist eine davon. Die Mütter meiner ersten beiden Patenkinder sind sogar der festen Überzeugung, dass es ausschließlich diese Übung war, die ihnen geholfen hat. Tatsächlich hat die Mutter meines ersten Patenkinds außer der

Qigong-Praxis nichts zusätzlich eingenommen (Medikamente, Kräuter oder Ähnliches), praktiziert oder etwas an ihrer Ernährung oder sonstigen Lebensumständen geändert. Wir haben zwar in den Monaten, in denen sie zu mir kam, einige zusätzliche kleine Übungen eingebaut, aber es war hauptsächlich diese Übung, die sie zu Hause regelmäßig wählte. Obwohl ihr zuvor mehrfach gesagt wurde, sie würde keine Kinder mehr bekommen können und ihre letzte Periode etwa zwei Jahre zurücklag, kam diese nach nur wenig mehr als vier Monaten Übungspraxis zurück und danach regelmäßig auf den Tag genau, bis sie mir vier Monate später überglücklich von ihrem positiven Schwangerschaftstest berichtete. Sie können sich sicher die Freude an dem kleinen Wonneproppen vorstellen, der ohne Komplikationen gesund und wohlbehalten auf die Welt kam.

Alle drei Übungsteile finden im Gehen statt und werden mit einer Atemtechnik kombiniert, die aus drei Atemzügen besteht: einer zweimaligen Einatmung durch die Nase und anschließender Ausatmung durch die Nase. Wichtig dabei ist, nicht auf eine tiefe Bauchatmung, sondern ausschließlich auf den eigenen Atemrhythmus zu achten. Der Atemrhythmus bestimmt auch Ihre Gehgeschwindigkeit. Die beiden Einatemzüge sollten gleich lang sein und zusammen so lang wie der eine Ausatemzug. Atmen Sie kurz und plötzlich zweimal ein, so als wollten Sie Schnupftabak hochziehen, und anschließend aus. Es handelt sich um eine sehr schnelle Atmung, die dem Körper unter anderem mehr Sauerstoff zuführt. Vor allem bei den Übenden, die normalerweise eher die Brust- als die Bauchatmung gewohnt sind, kann diese Atemtechnik anfangs dazu führen, dass ein leichter Schwindel eintritt. Sollte dies passieren, unterbrechen Sie die Übung bitte und wechseln Sie zu Ihrer normalen Atmung. Der Schwindel sollte dann innerhalb kurzer Zeit verschwinden.

Nicht angewendet werden sollte diese Atemtechnik während der Periode, Schwangerschaft, bei Bluthochdruck oder Herzproblemen. Atmen Sie in diesen Fällen einfach natürlich wie gewohnt. Bei Herz- und Kreislaufbeschwerden empfiehlt sich folgende Ergänzung: Machen Sie, sobald sich Ihre

Hände während der Übung zur Seite bewegt haben (also das Schwingen der Arme abgeschlossen ist), eine leichte Faust und drücken Sie dabei Ihren Mittelfinger sanft in die Handfläche.

Je nach Gesundheitszustand werden die Übungen mit dem linken oder rechten Fuß eingeleitet:

- Wenn Sie die Übung prophylaktisch ausführen, beginnen Sie mit rechts.
- Liegen Beschwerden oder Erkrankungen vor, beginnen Sie mit links.
- Eine Ausnahme sind Beschwerden oder Erkrankungen der Leber, der Gallenblase oder der Augen. In diesen Fällen werden die Übungen immer mit dem rechten Fuß begonnen.

Ist die 1-Schritt-Übung beendet, beginnt die 2-Schritt-Übung nach einem dreimaligen Öffnen-Schließen (siehe unten) zunächst mit dem gleichen Fuß – also mit links, sofern Sie die 1-Schritt-Übung mit links begonnen hatten, und mit rechts, sofern Sie die 1-Schritt-Übung mit rechts begonnen hatten. Anschließend folgt ein Fußwechsel: Die 2-Schritt-Übung wird noch einmal mit dem anderen Fuß beginnend wiederholt. Die 3-Schritt-Übung startet dann wieder mit dem gleichen Fuß wie die 1-Schritt-Übung und enthält keinen Fußwechsel.

ÖFFNEN-SCHLIESSEN

Das sogenannte Öffnen-Schließen unterstützt dabei, die während der Übungen aktivierte Energie in ein wichtiges Energiezentrum, das sogenannte mittlere Dantian (siehe Seite 40–41) zu führen, um sie dort zu speichern. (In einigen Qigong-Arten wird dieses Zentrum auch unteres Dantian genannt.) Das Öffnen-Schließen wird immer dreimal und immer auf Höhe des mittleren Dantian durchgeführt. Führen Sie alle Bewegungen sanft, ruhig und geschmeidig aus und versuchen Sie mit der Zeit, das Qi, das sich zwischen Ihren Handflächen konzentriert, immer mehr zu spüren.

Atmen Sie ruhig und natürlich. Führen Sie die Hände mit einem Abstand von mindestens zehn Zentimetern vor das mittlere Dantian. Drehen Sie die

Handgelenke (zusammen mit den Schultergelenken) so, dass Ihre Handrücken zueinander und die Handflächen nach außen zeigen.

Führen Sie die Hände auf Höhe des Energiezentrums etwa schulterbreit auseinander (Bild 1) und atmen Sie dabei durch die Nase aus. Halten Sie den Atem und die Handstellung am Ende der Öffnen-Bewegung nur kurz, damit ein fließender Übergang zwischen Ein- und Ausatmung stattfindet (Bild 2). Drehen Sie die Handflächen nun zueinander und führen Sie sie während einer Einatmung (durch die Nase) aufeinander zu (Bild 3). Die Finger zeigen weiterhin nach vorne vom Körper weg. Achten Sie darauf, dass sich Ihre Handflächen oder Finger in der Endstellung nicht berühren (Bild 4).

Liegen chronische oder akute Beschwerden beziehungsweise Erkrankungen vor, lassen Sie die Handflächen durchgehend zu Boden zeigen.

Bild 1

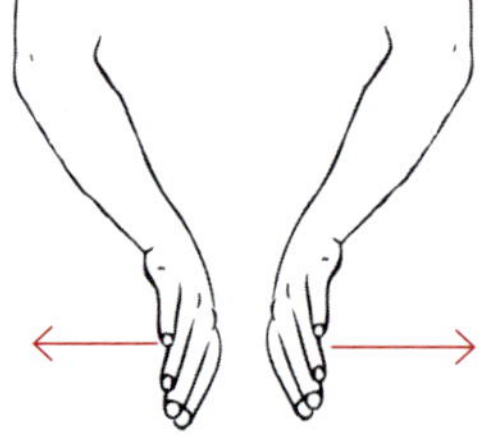

Bild 2

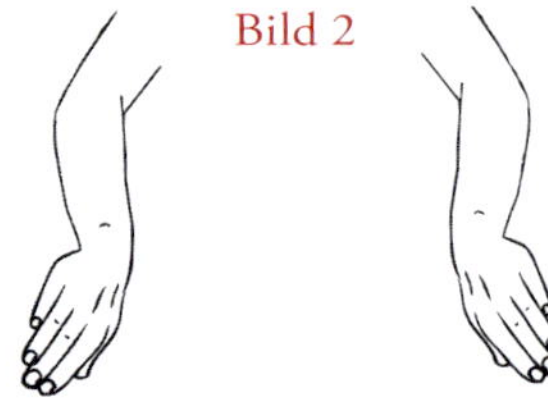

Bild 3

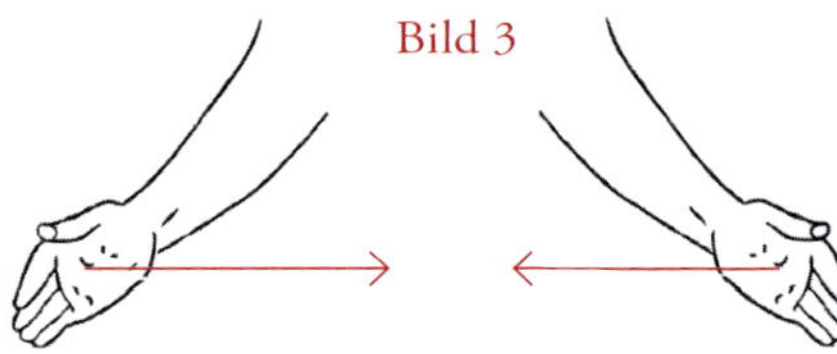

Bild 4

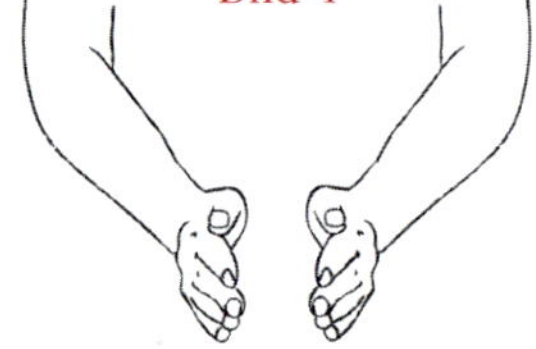

DAUER DER ÜBUNGEN

Die Übungszeit für die Gesamtübung können Sie selbst bestimmen und beliebig ausdehnen. Beginnen Sie dafür zunächst mit fünf Minuten pro Gehform und steigern Sie nach ein- bis zweiwöchiger Übungspraxis selbstständig die Minutenzahl. Die aufeinanderfolgenden Gehformen sollten allerdings jeweils über die gleiche Zeitspanne geübt werden.

Bei zehn Minuten wären die Zeiten also wie folgt auf die drei Gehformen verteilt:

- zehn Minuten 1-Schritt-Übung
- pro Seite jeweils fünf Minuten 2-Schritt-Übung (hier findet ein Fußwechsel statt)
- zehn Minuten 3-Schritt-Übung

Achten Sie auf Ihr Körpergefühl. Wenn Sie sich beispielsweise zu müde fühlen, senken Sie die Minutenzahl und bleiben Sie einige Tage bei der Übungszeit, die sich angenehm und vitalisierend anfühlt.

1-SCHRITT-ÜBUNG

Die 1-Schritt-Übung beginnen Sie direkt nach der Vorübung (siehe Seite 45) und dem anschließenden dreimaligen Öffnen-Schließen, bei dem Sie schulterbreit und parallel stehen und Körper und Geist so gut wie möglich entspannt haben. Wenn Sie die 1-Schritt-Übung mit dem linken Fuß beginnen (siehe Seite 97), heben Sie Ihre linke Hand links neben die Hüfte, auf Höhe von ungefähr zwei Daumenbreit unter dem Bauchnabel. Die rechte Hand heben Sie auf dieselbe Höhe direkt vor die Mittellinie des Körpers. Beide Hände sollten mindestens eine Handbreit Abstand zum Körper haben, bei stärkeren bzw. akuteren Beschwerden kann der Abstand zum Körper größer sein.

Falls Sie die Übung mit dem rechten Fuß (siehe Seite 97) beginnen, führen Sie die Bewegung und die folgende Übungsbeschreibung entsprechend seitenverkehrt aus. Im Folgenden wird die Übung mit dem linken als beginnendem Fuß beschrieben. Der Verweis auf die Übung mit dem rechten als beginnendem Fuß befindet sich jeweils in Klammern.

Stampfen Sie einmal mit dem Ballen und den Zehen des linken *(bzw. rechten)* Fußes fest auf. Der Auftrittspunkt soll auf Höhe der Mitte des anderen Fußes liegen, etwa eine Fußbreite entfernt. Bei Leber-, Gallenblasen- oder Augenproblemen führen Sie das Stampfen am Anfang immer nur mit dem großen Zeh aus. Machen Sie dann einen kleinen Schritt nach vorne, wobei

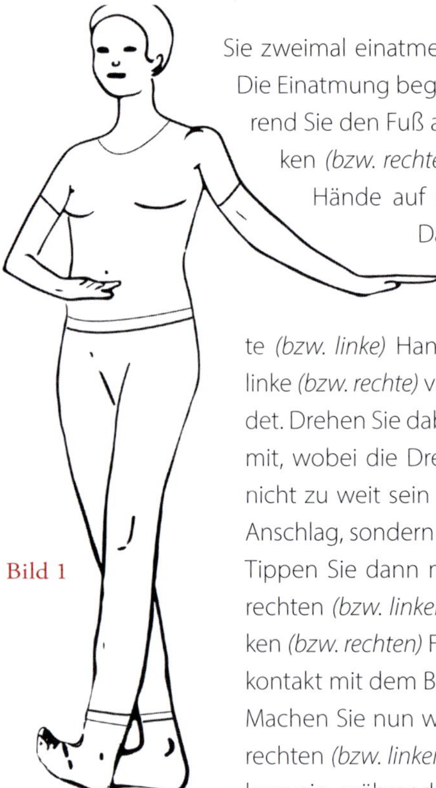

Bild 1

Sie zweimal einatmen, während der Fuß abrollt (**Bild 1**). Die Einatmung beginnt beim Aufsetzen der Ferse. Während Sie den Fuß abrollen und Ihr Gewicht auf den linken *(bzw. rechten)* Fuß verlagern, bewegen Sie Ihre Hände auf gleichbleibender Höhe (etwa zwei Daumenbreit unter dem Bauchnabel) auf die andere Seite, sodass sich am Ende der Bewegung die rechte *(bzw. linke)* Hand außen neben der Hüfte und die linke *(bzw. rechte)* vor der Mittelachse des Körpers befindet. Drehen Sie dabei auch Oberkörper und Kopf etwas mit, wobei die Drehung aus der Hüfte beginnen und nicht zu weit sein sollte. Drehen Sie also nicht bis zum Anschlag, sondern nur leicht und sanft.

Tippen Sie dann mit dem Ballen und den Zehen des rechten *(bzw. linken)* Fußes auf Höhe der Mitte des linken *(bzw. rechten)* Fußes auf. Atmen Sie bei diesem Fußkontakt mit dem Boden einmal aus.

Machen Sie nun wieder einen kleinen Schritt mit dem rechten *(bzw. linken)* Fuß. Atmen Sie wie zuvor zweimal kurz ein, während der Fuß abrollt, wobei die Atmung beim Aufsetzen der Ferse beginnt. Wieder bewegen sich die Hände zur anderen Seite.

Tippen Sie dann mit den Ballen und den Zehen des linken *(bzw. rechten)* Fußes auf Höhe des anderen Fußes auf und atmen Sie beim Kontakt mit dem Boden einmal aus.

Versuchen Sie, beim Aufsetzen der Ferse die Zehen jeweils leicht zum Körper zu ziehen. Allerdings darf sich hierbei der Unterschenkel nicht anspannen, da dies den freien Energiefluss behindern könnte. Achten Sie zudem darauf, zuerst den jeweiligen Fuß nach vorne zu führen und erst beim Abrollen des Fußes die Handbewegung folgen zu lassen. Die Hände sollten sich durchgehend auf derselben Höhe (etwa zwei Daumenbreit unter dem Bauchnabel) befinden.

Die genaue Schrittfolge sehen Sie rechts dargestellt (Bild 2). Stellen Sie sich zum Abschluss schulterbreit in einen bequemen Parallelstand, führen Sie das Öffnen-Schließen (siehe Seite 97) dreimal durch und beginnen Sie dann mit der 2-Schritt-Übung.

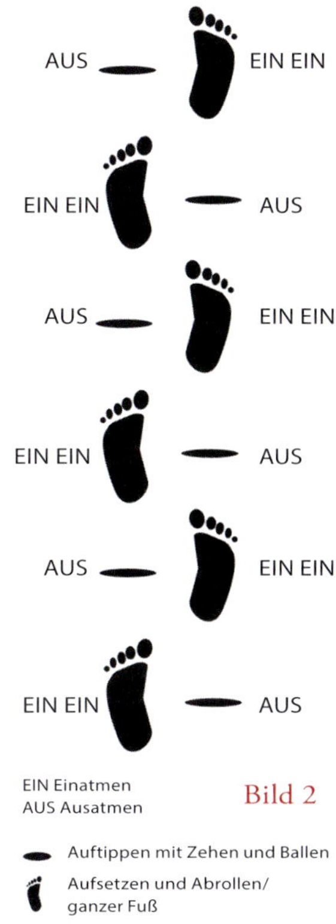

Bild 2

2-SCHRITT-ÜBUNG

Bei der 2-Schritt-Übung wird dieselbe Atemtechnik wie zuvor angewendet (Ein Ein Aus), sie wird jedoch anders auf die Schritte verteilt. Denken Sie daran, diese Übung mit einem Aufstampfen desjenigen Fußes zu beginnen, mit dem Sie schon die 1-Schritt-Übung begonnen haben. Wir hatten bei der 1-Schritt-Übung mit links begonnen – machen Sie nun ebenfalls einen Schritt mit links *(bzw. rechts)*, wobei Sie einmal kurz und schnell einatmen, und einen weiteren mit rechts *(bzw. links)*, wobei Sie ein zweites Mal ebenso einatmen.

Die Geschwindigkeit bei den Schrittabfolgen ist tendenziell schnell. Sie atmen also zweimal direkt hintereinander kurz ein, gehen dabei entsprechend schnell vorwärts und tippen abschließend einmal mit dem beginnenden Fuß auf, während Sie ausatmen. Weder zwischen den beiden Einatemzügen noch zwischen Ein- und Ausatmung sollte eine deutlich wahrnehmbare Pause entstehen.

Die Handbewegungen entsprechen genau denen der 1-Schritt Übung: Die Hände bewegen sich auf der Höhe von etwa zwei Daumenbreit unter

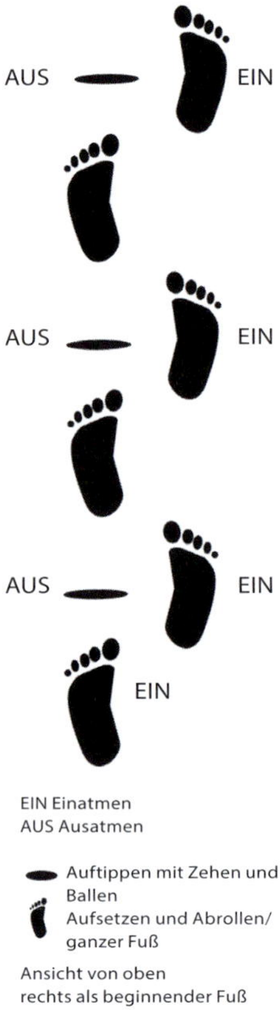

Bild 3

dem Bauchnabel von einer Körperseite zur anderen, wobei die eine Handbewegung immer vor der Mittelachse des Körpers und die andere neben der Hüfte endet (beide mit mindestens einer Handbreit Abstand zum Körper, bei Beschwerden gerne auch mehr). Drehen Sie auch hier bei der Ausatmung Oberkörper und Kopf leicht mit – die Drehung erfolgt ganz leicht und aus der Hüfte heraus.

Mit dieser Schrittabfolge (Bild 3) verbringen Sie die erste Hälfte der Übungszeit für die 2-Schritt-Übung. Anschließend führen Sie dreimal das Öffnen-Schließen (siehe Seite 97) durch. Wiederholen Sie die Übung dann genauso, jedoch mit dem anderen Fuß beginnend.

Der Fußwechsel findet nur bei der 2-Schritt-Übung, nicht jedoch bei der 1-Schritt- oder 3-Schritt-Übung statt. Er ist wichtig, da Sie sich ohne ihn – im Gegensatz zur 1-Schritt- und 3-Schritt-Übung – immer nur auf eine Seite drehen würden und die Ausatmung immer auf demselben Fuß erfolgte, was bei den anderen Gehformen nicht der Fall ist.

Stellen Sie sich zum Ausklang in einen bequemen, schulterbreiten Parallelstand, führen Sie wieder dreimal das Öffnen-Schließen (siehe Seite 97) durch und beginnen Sie dann mit der 3-Schritt-Übung.

3-SCHRITT-ÜBUNG

Bei der 3-Schritt-Übung wird erneut dieselbe Atemtechnik wie zuvor angewendet (Ein Ein Aus). Die Aufteilung der Atemzüge auf die Schritte ändert sich aber nochmals.

Bild 4

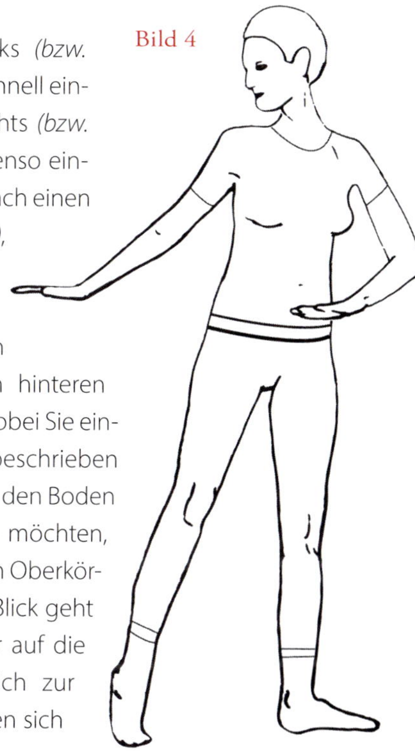

Machen Sie einen Schritt mit links *(bzw. rechts)*, wobei Sie einmal kurz und schnell einatmen, und einen weiteren mit rechts *(bzw. links)*, wobei Sie ein zweites Mal ebenso einatmen. Machen Sie unmittelbar danach einen dritten Schritt mit links *(bzw. rechts)*, bei dem Sie ausatmen. Bleiben Sie in dieser Position und verlagern Sie Ihr Gewicht auf den vorderen (linken *bzw. rechten*) Fuß. Heben Sie den hinteren (rechten *bzw. linken*) Fuß etwas an, wobei Sie einatmen, und tippen Sie wie oben beschrieben einmal auf. Sobald Zehen und Ballen den Boden berühren, atmen Sie aus. Wenn Sie möchten, können Sie bei dieser Bewegung den Oberkörper leicht nach vorne beugen. Der Blick geht über die rechte *(bzw. linke)* Schulter auf die hinteren Fingerspitzen. Im Vergleich zur 1-Schritt- und 2-Schritt-Übung drehen sich Kopf und Körper hier stärker (Bild 4).

Machen Sie nun mit dem hinteren Fuß einen Schritt nach vorne (wobei Sie einatmen), einen weiteren mit dem anderen (erneut einatmen) und einen dritten Schritt (ausatmen). Heben Sie wieder den hinteren Fuß (einatmen) und tippen erneut mit Zehen und Ballen auf dem Boden auf (ausatmen). Im Vergleich zur 1-Schritt- und 2-Schritt-Übung, bei denen auf Höhe der Mitte des anderen Fußes getippt wird, erfolgt dies bei der 3-Schritt-Übung weiter hinten: nämlich auf der Stelle, auf der sich der hintere Fuß nach dem letzten Schritt befindet. Im Bild 5 (siehe Seite 104), das die Schrittfolge zeigt, ist die Position gut erkennbar.

Stellen Sie sich zum Abschluss in einen bequemen Parallelstand, die Füße schulterbreit auseinander. Führen Sie dreimal das Öffnen-Schließen (siehe

Seite 97) durch und bleiben Sie noch einige Minuten ruhig stehen. Wie nach jeder Übung schließt sich auch hier die Nachübung an.

ÜBUNG DER DREI SCHRITTE IN KURZÜBERSICHT

- Vorübung (siehe Seite 45)
- 1-Schritt-Übung
- dreimal Öffnen-Schließen
- 2-Schritt-Übung, erster Teil
- dreimal Öffnen-Schließen
- 2-Schritt-Übung, zweiter Teil (anderer Fuß beginnt)
- dreimal Öffnen-Schließen
- 3-Schritt-Übung
- dreimal Öffnen-Schließen
- Nachübung (siehe Seite 50)

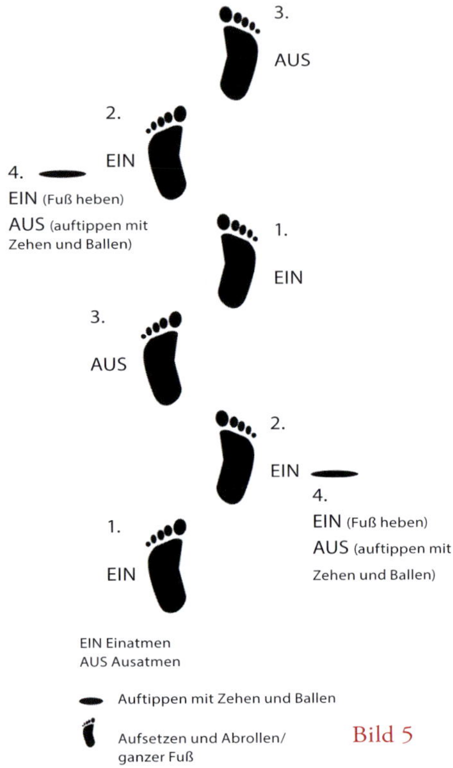

Bild 5

HINWEISE

- Der Atemrhythmus bestimmt die individuelle Gehgeschwindigkeit dieser Übung.
- Machen Sie sowohl beim Ein- als auch beim Ausatmen kurze Atemzüge durch die Nase.
- Belassen Sie die Hände immer auf derselben Höhe (etwa zwei Daumenbreit unter dem Bauchnabel).
- Die Handflächen werden waagrecht gehalten und die Finger zeigen nicht zum Boden.

Hirschübung

Die folgende Übung stärkt und harmonisiert die Harn- und Geschlechtsorgane. Sie kann die Östrogenproduktion anregen, wodurch unter Umständen die Menstruation verhindert werden kann. Beispielsweise ist es in einigen Kulturen üblich, dass Frauen früh ein Kind gebären und dann die Menstruation durch Übungen unterbinden, um sich ganz der spirituellen Praxis zu widmen. Sobald die Übung aus dem Übungsprogramm genommen wird, setzt die Menstruation wieder ein. Angeblich wurde diese Übung in früheren Zeiten zur Geburtenregelung angewendet und kann Knotenbildungen entgegenwirken.

Nicht praktiziert werden darf diese Übung während Schwangerschaft und Stillzeit sowie bei Entzündungen der Brustdrüsen oder Brustkrebs!

Ich möchte darauf hinweisen, dass die Menstruation ein natürlicher und in einem bestimmten Alter auch ein wichtiger Bestandteil des weiblichen Lebens ist. Jungen Leserinnen, die aus »Bequemlichkeitsgründen« versuchen, die Menstruation zu unterbinden, sei daher von einem Experimentieren mit dieser Übung abgeraten. Sie wird hier erwähnt, weil sie in verschiedenen traditionellen Schulen als eine essenzielle Übung für Frauen auftaucht.

Setzen oder stellen Sie sich bequem und aufrecht hin. Legen Sie beide Hände so auf die Brüste, dass Ihre Brustwarzen nicht bedeckt sind. Kreisen Sie Ihre Brüste nun 36-mal mit beiden Händen von oben nach außen im Kreis (man sagt, ein Kreisen in umgekehrter Richtung, also von außen nach innen, fördere ein Brustwachstum). Die Wiederholungsanzahl können Sie, wenn Sie möchten, erhöhen. Es empfiehlt sich ein Vielfaches der Zahl sechs sowie eine maximale Anzahl von 360. Führen Sie die Übung zweimal täglich aus.

Sobald die Menstruation aussetzt, machen Sie die Übung weiterhin zweimal täglich, allerdings mit jeweils 100 kreisenden Bewegungen.

Nach dem Kreisen spannen Sie die Dammregion an und ziehen Sie diesen Bereich »nach oben« in Richtung Bauch. Behalten Sie diese Kontraktion so lange bei, wie es ohne Anstrengung möglich ist, und lassen Sie dann langsam locker. Wiederholen Sie die Anspannung so oft, wie es sich für Sie gut anfühlt, aber mindestens neunmal.

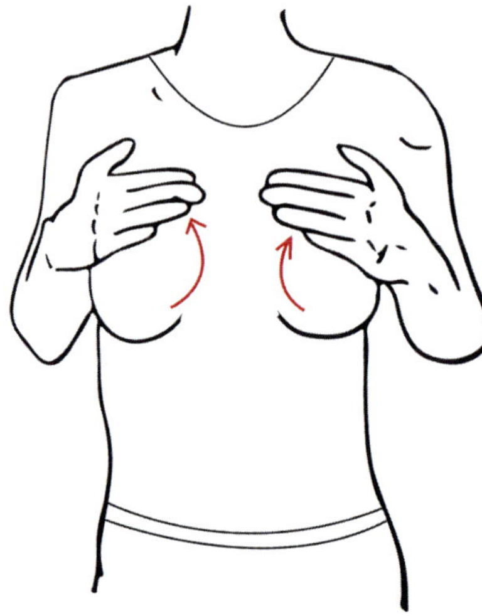

Schutzmantel umhängen

Die folgende Übung können Sie morgens durchführen, bevor Sie aus dem Haus gehen.
Stellen Sie sich bequem hin. Die Füße stehen dabei parallel zueinander. Stellen Sie sich nun vor, Sie würden mit der linken Hand einen sanften Stoff greifen und ihn über den rechten Arm bis zur Schulter ziehen, so als wollten Sie in den Ärmel eines Pullovers schlüpfen. Berühren Sie dabei den Körper (wie auch im weiteren Verlauf der Übung) nicht direkt mit den Händen. Lassen Sie Ihre Hand auf Schulterhöhe und ziehen Sie einen weiteren imaginären Stoff mit der rechten Hand über den linken Arm. Am Ende dieser beiden Bewegungen liegen beide Hände sanft über der jeweils entgegengesetzten Schulterseite.
Führen Sie Ihre Hände nun an der Körpervorderseite nach unten, als wollten Sie den imaginären Stoff nach unten ziehen und die ganze Körpervorderseite damit einhüllen. Die Arme sind anfangs noch überkreuzt, bewegen sich jedoch ab Brusthöhe parallel zueinander nach unten bis zu den Füßen. Schieben Sie den Stoff gedanklich unter den Füßen durch

und bewegen Sie dann die Hände an der Körperrückseite wieder nach oben.
Versuchen Sie, den imaginären Stoff so überzuziehen, als würden Sie sich eine Decke überwerfen. Bewegen Sie die Hände also auch über den Kopf. Abschließend führen Sie Ihre Hände an der Körperseite entlang nach unten nochmals bis zu den Füßen und richten sich entspannt wieder auf. Es reicht, diese Übung nur einmal auszuführen.
Versuchen Sie, sich nach der Übung eine imaginäre Schutzhülle, die Sie umgibt, vorzustellen und zu spüren. Sie sollte in Ihrer Vorstellung durchlässig für alle positiven Energien sein, jedoch alle unangenehmen fremden Energien abblocken.

Massageübung bei zu kurzem Menstruationszyklus

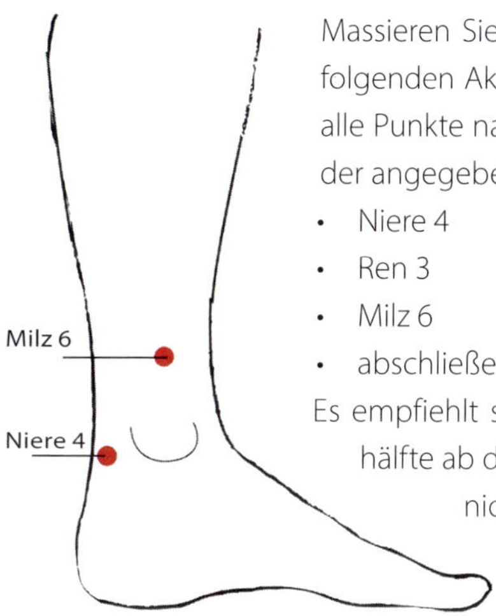

Massieren Sie (wie auf Seite 48–50 beschrieben) die folgenden Akupunkturpunkte (abgesehen von Ren 3 alle Punkte nacheinander auf beiden Körperseiten) in der angegebenen Reihenfolge:

- Niere 4
- Ren 3
- Milz 6
- abschließend Blase 40

Es empfiehlt sich, diese Übung in der ersten Zyklushälfte ab dem ersten Tag der Monatsblutung (also nicht kurz vor Periodenbeginn) mindestens fünfmal monatlich über vier bis fünf Monate hinweg auszuführen.

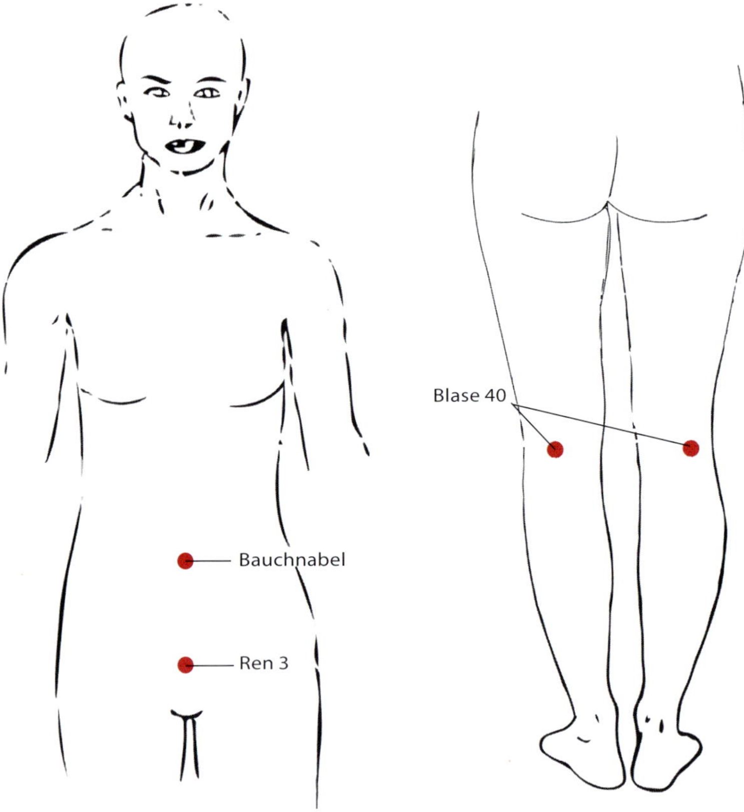

Massageübung bei zu langem Menstruationszyklus

Massieren Sie (wie auf Seite 48–50 beschrieben) die folgenden Akupunkturpunkte in der angegebenen Reihenfolge:

- Milz 4 auf der rechten Körperseite
- Perikard 6 auf der linken Körperseite

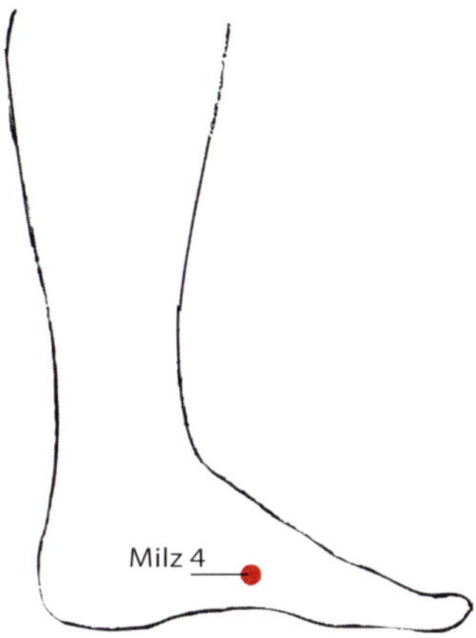

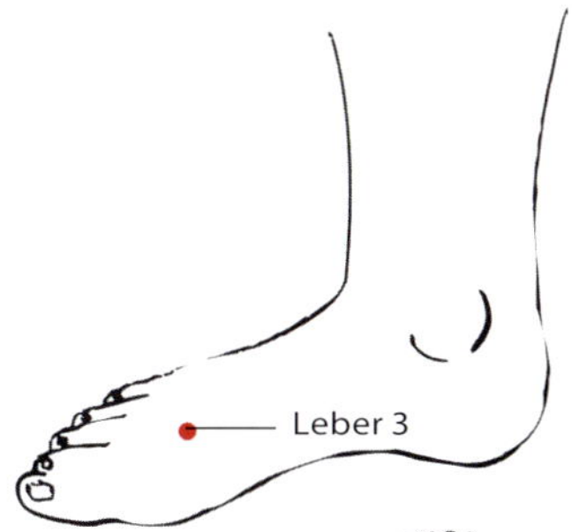

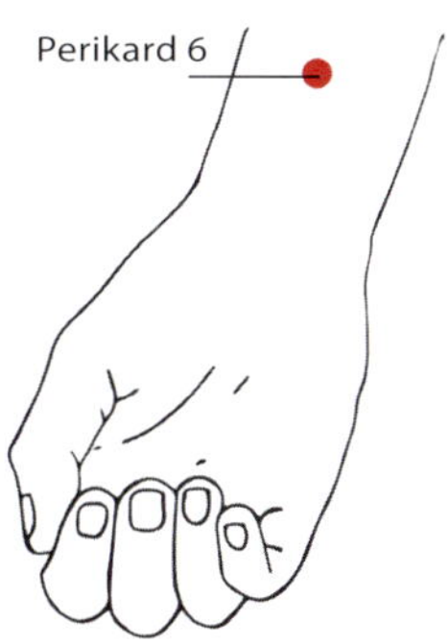

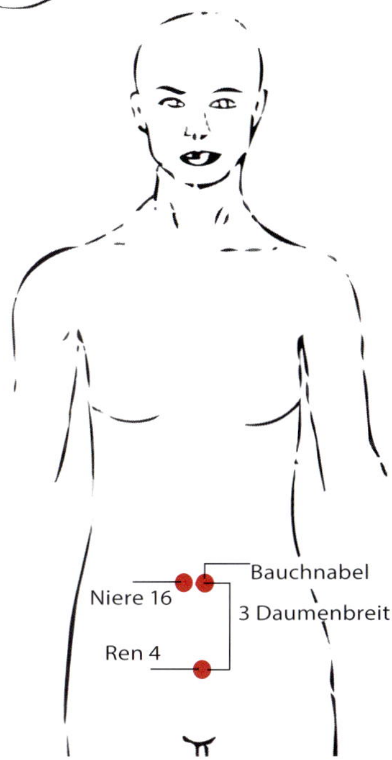

- Ren 4
- Niere 16 abwechselnd auf jeder Körperseite
- abschließend Leber 3 abwechselnd auf jeder Körperseite

Es empfiehlt sich, die Übung fünfmal innerhalb des sechsten und 14. Zyklustages, und zwar über zwei bis maximal vier Monate hinweg, durchzuführen.

Massageübung bei unerfülltem Kinderwunsch

Massieren Sie (wie auf Seite 48-50 beschrieben) die folgenden Akupunkturpunkte (abgesehen von Ren 3 alle Punkte nacheinander auf beiden Körperseiten) in der angegebenen Reihenfolge:

- Ren 3
- Magen 29
- Milz 6
- Niere 3 beziehungsweise Niere 7 (im tageweisen Wechsel)
- Blase 23
- Blase 28

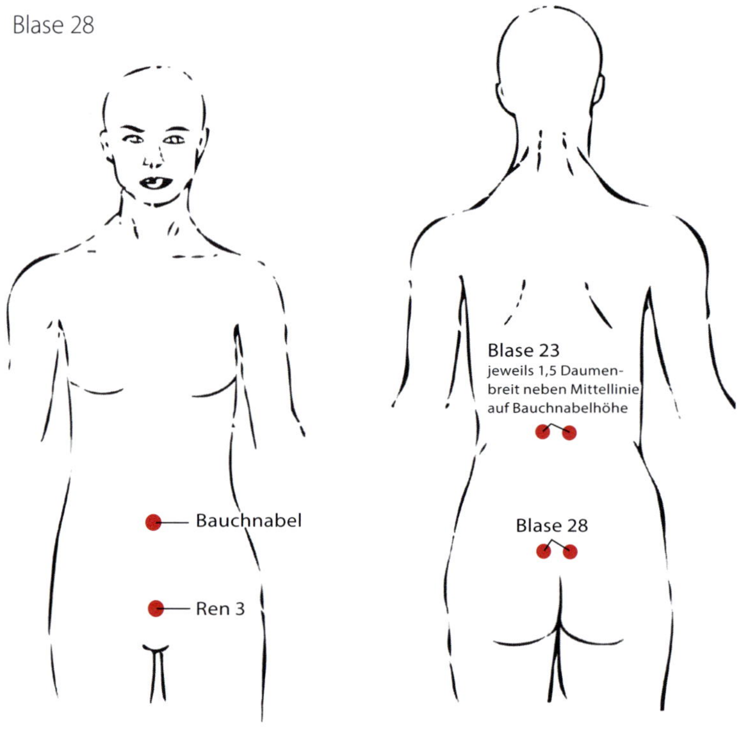

- Blase 67
- Magen 36

Führen Sie die Massage über drei Wochen hinweg an fünf Tagen in einer Woche durch. Pausieren Sie dann mindestens drei Monate, bevor Sie die Übung erneut ausüben.

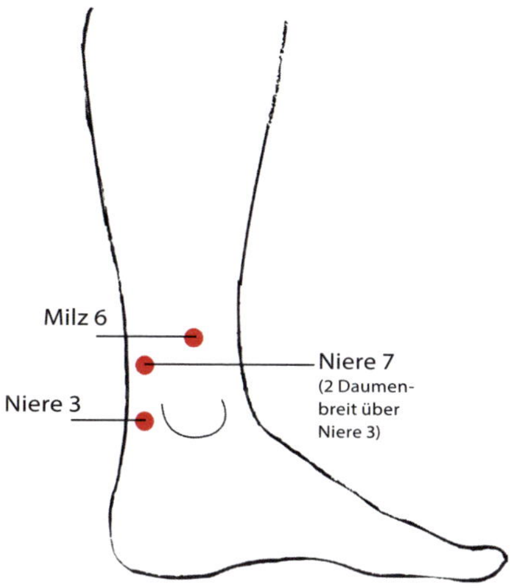

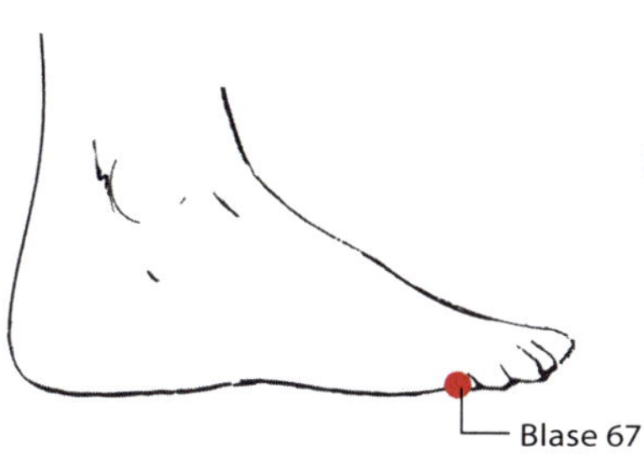

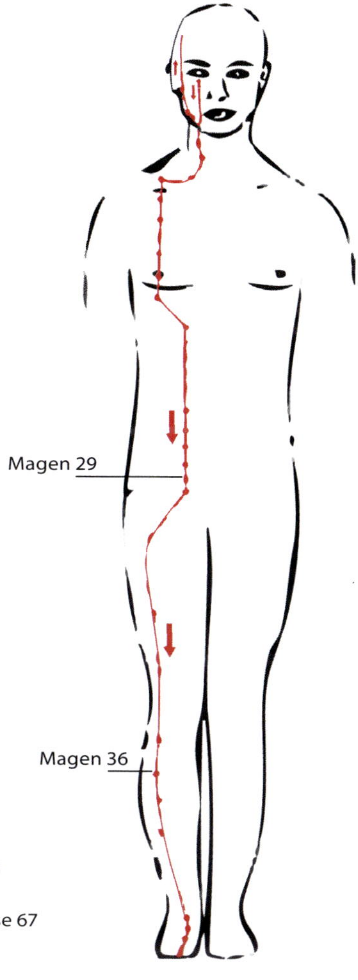

EXKURS

Der Akupunkturpunkt Blase 67 am kleinen Nagelfalz ist ein sehr interessanter Punkt. Man darf ihn keinesfalls während der Schwangerschaft stimulieren (!), da er die Uteruskontraktion verstärkt und dadurch zu einer Fehlgeburt führen kann. Er kann allerdings bei einem Kinderwunsch die Empfängnismöglichkeit erhöhen, wenn man ihn in den ersten beiden Zykluswochen stimuliert (beispielsweise über Massage oder Moxibustion). Zudem ist er hilfreich, um den Fetus am Ende einer Schwangerschaft zu drehen oder auch »am Morgen danach«, um einer Befruchtung entgegenzuwirken.

Massageübung mit vielfacher Wirkung

Diese Übung sorgt für freien Milchfluss und unterstützt bei Regelschmerzen oder Hitzegefühl im Kopfbereich, verbunden mit kalten Füßen. Massieren Sie (wie auf Seite 48–50 beschrieben) zuerst den Punkt Milz 4 auf der rechten und anschließend Perikard 6 auf der linken Körperseite. Beide Punkte sind auf Seite 109 abgebildet.

Oft werden diese beiden Punkte auch mit dem Akupunkturpunkt Magen 30 kombiniert (siehe Seite 35), der Menstruation und Blut regulieren und die Fruchtbarkeit fördern kann. Wenn Sie ihn zu Ihrer Massageübung hinzunehmen, massieren Sie ihn bitte nach Milz 4 und Perikard 6 abwechselnd auf beiden Körperseiten.

氣

NACHWORT

Gesundheit und Wohlbefinden ist eine sehr individuelle Angelegenheit. Daher möchte ich Sie dazu ermutigen, nicht alles blindlings und kritiklos zu glauben, was als fördernd oder gesund angepriesen wird. Ein Beispiel aus der Ernährung ist die Rohkost, die durchaus zur Verbesserung der Gesundheit beitragen kann. Bei einigen Menschen kann sie aber auch zu einer unnötigen Überforderung des Körpers führen, beispielsweise wenn die Milzenergie zu schwach ist. Ebenso ist ein Saunabesuch nicht grundsätzlich für jeden Menschen gesundheitsfördernd, da er die Körpersäfte und das Blut schwächt. Daher ist Saunieren beispielsweise während der Monatsblutung weniger empfehlenswert; Gleiches gilt bei Symptomen wie Hitzewallungen während der Wechseljahre.
Ob Nahrungsmittel die Gesundheit unterstützen, hängt – abgesehen davon, dass sie möglichst keine Zusatzstoffe, Pestizide oder Ähnliches enthalten sollten – stark davon ab, wer was unter welchen Umständen und zu welchem Zeitpunkt zu sich nimmt. Versuchen Sie daher, vorgegebene Ratschläge und Meinungen nicht einfach nur zu befolgen, sondern auf Ihre innere Stimme und Ihren Körper zu hören. Denn niemand kennt Ihre Wahrnehmung, Ihr Körpergefühl und Ihre Emotionen besser als Sie selbst.
Setzen Sie sich, sollten Beschwerden oder Erkrankungen vorhanden sein, auch mit Ihren Lebensumständen und Gewohnheiten auseinander. Frauen verlieren sich meist viel stärker als Männer in der Helferrolle oder in der »Lebensaufgabe«, es allen recht zu machen und für jeden und alles zu sorgen – außer für sich selbst. Dies begünstigt jedoch weder innere Harmonie noch Ausgeglichenheit, Gesundheit oder Stärke. Die Offenheit, die bei Frauen oft stark ausgeprägt ist (was jedoch keineswegs bedeuten soll, dass Männer nicht über Offenheit oder Sensibilität verfügen), kann dazu führen, dass sie Probleme und Leiden anderer »in sich aufsaugen« und übernehmen, wenn sie nicht lernen, sich abzugrenzen und zu schützen.

Pflegen Sie Ihren Körper und achten Sie auf seine Bedürfnisse, dann wird Ihr inneres Licht wie von selbst nach außen scheinen. Je geerdeter, zentrierter und achtsamer Sie sind, desto besser werden Sie neue Erfahrungen und Umstände in Ihr Leben integrieren können, ohne unbewusst von ihnen beeinflusst oder kontrolliert zu werden.

Ich hoffe, dass dieses Buch Sie auf Ihrem Weg begleiten kann.

氣

ANHANG

Übungen bei speziellen Beschwerden

Die folgende Auflistung zeigt, welche Übungen bei den jeweiligen Beschwerden besonders zu empfehlen sind. Weitere Beschwerdebilder entnehmen Sie bitte den Beschreibungen ab S. 122.

Hormonstörung Lichtdusche S. 54, Meridianklopfen S. 70, Klopfmassage S. 87, Energiekreislauf zur Stärkung der Yin-Organe S. 88, Meereswellen S. 92, Übung der drei Schritte S. 95

Kinderwunsch, unerfüllt Lichtdusche S. 54, Lotosblüte öffnet und schließt sich im Dantian S. 58, Verbinden von Feuer und Wasser S. 62, Gebärmutter anlächeln S. 73, Harmonisieren des Daimai S. 74, Kreise des Daimai S. 74, Kreise der Mitte S. 78, Körpermassage S. 80, Massage des Mingmen S. 84, Energiekreislauf zur Stärkung der Yin-Organe S. 88, Übung der drei Schritte S. 95, Massageübung bei unerfülltem Kinderwunsch S. 110

Menstruation, ausbleibend Lotosblüte öffnet und schließt sich im Dantian S. 58, Verbinden von Feuer und Wasser S. 62, Kleine Bauchmassage S. 68, Große Bauchmassage S. 68, Gebärmutter anlächeln S. 73, Kreise der Mitte S. 78, Körpermassage S. 80, Klopfmassage S. 87, Energiekreislauf zur Stärkung der Yin-Organe S. 88

Menstruation, schmerzhaft Lotosblüte öffnet und schließt sich im Dantian S. 58, Gebärmutter anlächeln S. 73, Kreise der Mitte S. 78, Körpermassage S. 80, Meereswellen S. 92

Menstruation, schwach Lotosblüte öffnet und schließt sich im Dantian S. 58, Kleine Bauchmassage S. 68, Große Bauchmassage S. 68, Gebärmutter anlächeln S. 73, Kreise der Mitte S. 78, Körpermassage S. 80, Energiekreislauf zur Stärkung der Yin-Organe S. 88, Übung der drei Schritte S. 95

Zusätzliche Hinweise zu speziellen Beschwerden

Unerfüllter Kinderwunsch Gründe für einen unerfüllten Kinderwunsch können vielfältig sein und reichen von Ahnen, ungeeigneter Partnerwahl, unbewussten Ängsten vor Konsequenzen, Nierenenergiemangel bis hin zur Kälte im Unterleib. Versuchen Sie, die Energien von Leber, Nieren, Chongmai und Renmai zu stärken. Weiter ist es empfehlenswert, Ihre Übungspraxis durch Übungen zu ergänzen, die die Beweglichkeit der Wirbelsäule und damit die Durchlässigkeit des Qi fördern. Dies unterstützt Sie dabei, das Kind gut tragen zu können.

Wechseljahresbeschwerden Insbesondere für die Wechseljahre ist das Yin wichtig. Hitzewallungen und trockene Haut können ein Zeichen für eine Yin-Schwäche sein. Neben den vorgestellten Übungen können mehr Ruhe, Schlaf, regelmäßiges Essen (beispielsweise Knollen-, Wurzel- und Wintergemüse, Bohnen, Samen, Datteln, weniger scharfe Gewürze) unterstützend wirken.

Menstruationsbeschwerden Eine zusätzliche Übung, die Sie unterstützen kann, wenn Sie unter Zyklusstörungen oder Krämpfen, Übelkeit oder Kopfschmerzen zu Beginn Ihrer Menstruation leiden, ist die sogenannte Hand-Stab-Übung aus dem Guolin Qigong. Sie ist hilfreich, um Qi- und Blut-Blockaden zu lösen und unter anderem den Lebermeridian zu unterstützen. Interessierte Leser möchte ich an dieser Stelle an das Buch »Guolin Qigong« verweisen, welches im Irisiana Verlag erschienen ist. Leider konnten wir die Übung aus Platzgründen nicht in diesem Buch aufnehmen.

Kreuzschmerzen während der Schwangerschaft Eine Ursache für Kreuzschmerzen während der Schwangerschaft kann der Druck sein, den das Kind auf die Nieren und die Harnleiter ausübt. In manchen Fällen werden die Kreuzschmerzen dann auch von einer Nierenentzündung begleitet. Die Beschwerden lindern können Sie, indem Sie sich in einen Vierfüßlerstand begeben und den Bauchraum während der Einatmung entspannen sowie sanft anspannen, wenn Sie ausatmen. Achten Sie darauf, dass Sie möglichst kein Hohlkreuz bilden, und wiederholen Sie die Übung einige Minuten lang.

Quellen

Chen, Jumin: www.ca.1ch

Despeux, Catherine; Kohn, Livia: Women in Daoism, Three Pines Press, 2003

Ni, Maoshing: Der Gelbe Kaiser, Das Grundlagenwerk der Traditionellen Chinesischen Medizin, Knaur Verlag, 2011

Furth, Charlotte: A Flourishing Yin, Gender in China's Medical History, 960–1665, University of California Press, 1999

Gera, Bernadett: Guolin Qigong, Irisiana Verlag, 2014

Maciocia, Giovanni: Gynäkologie und Geburtshilfe in der chinesischen Medizin, Urban & Fischer Verlag/Elsevier, 2014

Valussi, Elena: Blood, Tigers, Dragons: The Physiology of Transcendence for Women, 2008. https://brill.com/downloadpdf/journals/asme/4/1/article-p46_4.xml

Danksagung

Ich danke meinen Eltern für die immerwährende Liebe und intensive Freundschaft. Meiner Mutter danke ich dafür, dass sie meine beste Freundin geworden ist und seit meiner Kindheit immer versucht hat, mich zu unterstützen und mir den Rücken zu stärken. Du warst der Grund dafür, dass ich begann, den Weg des Qigong und anderer Heilkünste auf diese Weise zu beschreiten, und dass ich nun das Wissen in meinem Unterricht und in Büchern weitergebe. Der Dank meiner Schüler gebührt somit dir. Und ich danke dir auch dafür, dass Qigong und andere traditionelle Heilkünste durch dich einen größeren Platz und Wert in meinem Leben eingenommen haben, denn sie bereichern jedes Leben ungemein. Meinem Vater danke ich für die Verbindung, die wir haben. Du hast mir die ersten Türen zur östlichen Heilkunde geöffnet. Ich liebe euch und freue mich stets, wenn ihr bei mir seid.

Danke meinem Lehrer für all die Impulse, meine gesamte innere Entwicklung und stetige, intensive Schulung, die diese weiter fördert. Ich danke dir von Herzen für alles, was ich niemals in Worten ausdrücken kann. Danke dafür, dass du mir – nicht nur im übertragenen Sinn – das Leben gerettet hast und dass du uns täglich zeigst, was alles möglich ist sowie für deine Widmung, Anstrengung und Zeit, andere auf dem Pfad zur inneren Freiheit zu unterstützen.

Danke dem Menschen, der mich hierbei begleitet, für die gemeinsame Zeit, die Offenheit und das Vertrauen; bei dem ich bei allem, was mich bewegt, ein offenes Ohr, Geborgenheit und Austausch finde und dem es seit unserer ersten Begegnung unmittelbar gelingt, mir in jeder Situation ein Lächeln ins Gesicht zu zaubern. Danke, dass du mir beigebracht hast, auch auf meine eigene Gesundheit zu achten, sowie Entspannung ebenso wichtig wie Arbeit zu nehmen, und jeder auch sich selbst gegenüber eine Verantwortung trägt.

Tiefe Dankbarkeit an dieser Stelle auch dem Menschen, der seit meiner Kindheit auf mich achtgibt, für die Unterstützung und die weisen Ratschläge zu den richtigen Zeitpunkten.
Jumin für die Freundschaft, Herzlichkeit und all unsere Begegnungen und Gespräche. Danke für den intensiven Unterricht. Von dir habe ich so viel über Energien gelernt und Erfahrungen gesammelt, die ich nicht in Worten ausdrücken kann. Danke für die stetige Unterstützung und Geduld.
Kam, Li, Huang für all die Impulse, den Unterricht und Eure Herzlichkeit. Sibylle und den Dichtern für unsere Freundschaft und Begegnungen. Emilia für unsere innige Freundschaft seit Kindertagen. Ebenso Angela, Rita und Claudia. Liebe Grüße an Giana Leona – was für eine wunderschöne und bezaubernde Frau du geworden bist. Hélène, Anja und Gisela für die Unterstützung meiner Arbeit.
Danke meinen Schülern und Seminarteilnehmern für die gemeinsam verbrachte Zeit und die Offenheit und das Vertrauen – dass ihr mich an eurem Weg teilhaben lasst und mich auf dem meinen begleitet. Danke für euer Üben und das Weitergeben dieses Wissens, besonders Gisela, Rita, Rosi, Angelika, Gisa, Heidy und Manu. Besonderen Dank an die beiden kleinen Engel und »Qigongkinder« Toncsy und Johann für ihr Lächeln, mit dem sie unsere Welt bereichern.
Großen Dank an Doortje für das wie immer so wundervolle Lektorat und unsere persönlichen Begegnungen. Vielen Dank für deine Anregungen und unseren Austausch. Ebenso an Sven, Harry, Sarah, Christiane und dem restlichen Redaktions- und Herstellungsteam für die Unterstützung und Zusammenarbeit an diesem Buch und all die herzlichen Begegnungen. Es ist immer eine große Freude, mit euch zusammenzuarbeiten.
Danke allen Menschen, denen ich bisher begegnet bin oder deren Werke ich gelesen habe – für die Möglichkeit, von ihnen zu lernen und zu wachsen.
Nicht zuletzt danke ich meinen LeserInnen und hoffe, dass dieses Buch Sie in Ihren besonderen Lebensabschnitten unterstützen kann.

Die Autorin

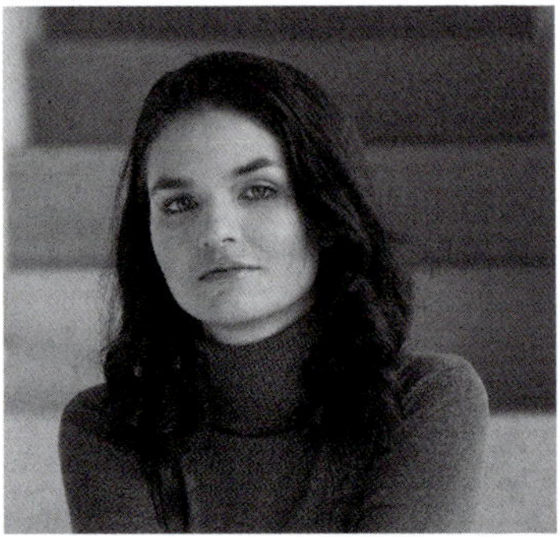

Bernadett Gera hatte über ihren Vater bereits in frühem Kindesalter Kontakt zu östlicher Medizin. Er praktizierte die asiatische Kampfsportart Judo auf olympischem Niveau, lehrte es nach seinem Rückzug aus dem internationalen Wettkampfbetrieb, den er 2017 wieder aufnahm und im selben Jahr sowohl die Weltmeister- als auch Europameisterschaft gewann, und führte auch Bernadett Gera in die Kunst der Akupressur, der Kampfkünste und in die Grundlagen der Traditionellen Chinesischen Medizin (TCM) ein. Dieses Wissen behielt Bernadett Gera jedoch vorerst nur im Hintergrund, studierte Ingenieurwesen und begann eine Arbeit bei dem größten Luft- und Raumfahrtkonzern Europas EADS.

Als eine schwere und fortgeschrittene Krebserkrankung bei ihrer Mutter diagnostiziert wurde, setzte sie sich intensiv mit unterschiedlichen Behandlungsmöglichkeiten und Ursachen von Krebserkrankungen sowie anschließend mit chronischen Krankheiten auseinander und vertiefte das von ihrem Vater erworbene Grundwissen zur TCM. Sie suchte mehrere Qigong-Meister und Heiler aus unterschiedlichen Traditionen auf und erweiterte ihr Wissen über die Förderung der Selbstheilungskräfte des Menschen unter anderem in Form von mehreren Qigong-Ausbildungen, Yiquan, Atemheilkunde und Meditationstechniken. Um das Wissen zu verbreiten, begann sie 2010 Seminare und Vorträge im süddeutschen Raum zu organisieren, zu denen sie teilweise Lehrer und/oder Heiler aus anderen Ländern einlud. In dieser Zeit begann sie auch mit Ärzten, Heilpraktikern und Beratungsstellen zusammenzuarbeiten sowie selbst zu unterrichten. 2013 weitete sie ihre Tätigkeiten auf das europäische Ausland aus.

Weitere Informationen unter: www.bernadettgera.de und www.frauenqigong.de

Impressum

Bildnachweis
Illustrationen: Bernadett Gera
Foto der Autorin: Irisiana Verlag/Christian M. Weiss

1. Auflage

Projektleitung: Sven Beier

Redaktion: Dr. Doortje Cramer-Scharnagl, Edewecht

Satz: KompetenzCenter, Mönchengladbach

Umschlaggestaltung: Geviert, Grafik & Typografie unter Verwendung eines Motivs von Bernadett Gera

Umschlagmotiv: © Bernadett Gera

Druck und Bindung: DZS Grafik d. o. o.

Printed in Slovenia

ISBN: 978-3-424-15357-6